乳幼児精神医学入門

本城秀次

みすず書房

乳幼児精神医学入門　目次

序　子どものこころを診る

私は、一九七五年三月に名古屋大学医学部を卒業し、一年間当時の国立名古屋病院神経内科で研修した後、名古屋大学医学部附属病院で精神科医としてのトレーニングを開始した。私は、いつの頃からか、おそらくは学生時代から精神科、なかでも児童精神科を専門にしようとこころのどこかで決めていたようである。

なぜ、精神科の中でもあまり人が関心を示さない子どもの精神科をやろうと思うようになったのか、自分でも定かではない。しかし、どちらかというと、自分は「みんなのやることはやりたくない、あまり人のやらないことをしたい」という少しへそ曲がりなところがあり、そのような性癖がそこにも現れていたように思う。そのため、「なぜ子どもの精神科をやろうと思ったのですか」と聞かれたときに、「自分は子どもが好きだから」とか「子どもの健全な成長に役立ちたいから」といったような、まっとうな答えをすることができない。

しかし、時の流れがまっとうな答えを見つけ出すのを待ってくれるわけもなく、ともかくも名古屋大学精神科で精神科医としての第一歩を踏み出した。名古屋大学の精神科では、二年目になると、いくつかある研究グループのどれかに属することになっていた。私は迷わず児童研究グループに所属した。

しかし、その当時、まだ日本では児童精神医学は未開拓の学問領域であり、精神科の中でもほとんど省みられていなかった。その中で、名古屋大学精神科児童研究グループは堀要元教授により、一九三六年四月に児童治療教育相談室が開設されたのを嚆矢としており、日本で初めて児童精神医学の診療を開始した、日本でもっとも長い児童精神医学の伝統を有する大学であるということをほとんど知らなかった。当時大学では、助教授には若林慎一郎先生、講師には大井正己先生などがおられ、児童精神医学の研修をするには申し分のない環境であった。

名古屋大学精神科では、村松常雄先生によって clinical empiricism というスローガンが周知されており、「臨床を大切にし、臨床から得られた知見を研究に乗せていく」という姿勢が濃厚であった。そのため、私も臨床で患者さんを見ることに一生懸命力を尽くした。

当時の名古屋大学精神科の研修システムとして、卒業後一年間、一般科の研修を行ない、二年目に大学の精神科に入り、そこで二年間の研修を終わると、大学外の公的な単科精神科病院に最低二年間勤める、という決まりがあった。私もそれに倣い、三重県と静岡県の精神科病院に約八年間勤めることになった。そのあいだ、毎週木曜日には、大学で開かれる児童外来に参加し、子どもの患者さんの診察をして、夜には児童グループによって行なわれるミーティングに参加して、それから終電近い電車で帰るという生活を続けていた。

そうしていたところ、一九八五年八月に大学の児童研究グループの教官として、名古屋大学に帰ることになった。それから大学での生活が始まった。

私は、児童研究グループの教官として、一八歳未満の患者さんを対象として診療活動を行なった。当時の自分の関心は、登校拒否、家庭内暴力などの思春期の情緒的問題であった。もちろん発達障害などの患者さんも見たが、主たる関心はあくまで登校拒否、家庭内暴力、摂食障害などであった。とくに、こうした患者さんに対する精神療法的アプローチに興味があり、これらの患者さんや家族に熱心にかかわった。精神療法についてとくにだれに師事したというわけではないが、当時の教室の教授・笠原嘉先生や成田善弘先生などを手本にしていった。そのような学問的雰囲気の中で私が学んだことは、精神療法とは治療者が患者さんとかかわるときに、意識するにせよしないにせよ、治療者と患者さんのあいだに形成される関係性に注目する、という非常に単純なものであった。

こうして医学部の精神医学教室で四年あまりを過ごしているうちに、教育学部の臨床心理の教室から教育学部の助教授として採用したいというお話をいただいた。笠原教授に相談したところ、よい話だと勧められて、教育学部に移ることになった。一九八九年四月のことである。これ以後、私の仕事は、臨床心理士を志望する大学院生の教育と研究指導が中心となることになった。教育学部に移ってからも、医学部附属病院での診察は続けていたが、患者さんと接する時間と量は圧倒的に少なくなってしまった。それとともに心理学的なリサーチをする必要性も感じていたので、何かよいフィールドはないかと考えた。

そのときにこころに湧きおこってきたのは、乳幼児の体験世界はどうなっているのか知りたいという想いだった。これまで勉強したどの理論も早期の母子関係の重要性を強調しているが、実際に母子関係の中で乳幼児のこころはどのような体験をしているのだろうか。人生のもっとも早期から非常に厳しい世界にさらされる早産児は現実世界とどのようにかかわり、どのように成長していくのだろうか。未熟児の問題を考えれば早期の子どもの心理的発達が少しでもわかるのではないか。そんな思いで、名古屋第二赤十字病院周産期センターで未熟児の観察をさせてもらうことにした。その後、名古屋大学医学部附属病院産科でも臨床的介入と調査研究を実施することができるようになった。このような経緯の中で、やがて私は次第に乳幼児精神医学の領域に足を踏み入れていくことになった。ここにも他人のやらないことをやりたいという私の性癖が表れているのかもしれない。しかし、その私の傾向が乳幼児精神医学という新しい領域の開拓に少しでも役立ったとするならばこれにまさる喜びはない。

乳幼児精神医学入門

第1章　乳幼児精神医学の歴史と現状

1　乳幼児精神医学の発展

わが国において、「児童精神科」という診療科名の標榜が認められたのはつい最近、二〇〇八年四月のことである。すでに欧米の先進国では、一九四〇年代から児童精神医学が一般に認知されていたのに比べ、遅きに失した感がある。しかし、ともかくも児童精神医学という診療科名が公式に認められたことを子どもの精神医学を専攻してきたものとして、率直に喜びたいと思う。しかし、本書で取り上げるのは児童精神医学のさらにそのサブスペシャリティーともいうべき、「乳幼児精神医学 Infant Psychiatry」という領域である。

もちろん大きくいえば乳幼児精神医学は児童精神医学に含まれるものであり、児童精神医学とまったく異なるものではない。しかし、「乳幼児精神医学」という新しい名称で呼ばれるようになるには、そこにその学問固有の特性があるからだと考えられる。ここでは、乳幼児精神医学とはどのような特徴を有しているのか、見てみることにする。

はじめに断っておくが、「乳幼児精神医学」という名称が用いられるようになったのはそれほど古いことではない。

私が知るかぎりでは、乳幼児精神医学という名称が初めて用いられたのは一九七六年、レクスフォードらによって編集された *Infant Psychiatry: A New Synthesis* という書物であると思われる。この本は、児童精神医学の世界的な専門誌である *Journal of American Academy of Child Psychiatry* 誌に発表された乳幼児に関する優れた研究論文を一冊の本に編集したものである。その出版の目的は、児童精神科医が乳幼児の精神的問題に関心を抱き、乳幼児期といった早い時期からの早期介入に積極的に従事するとともに、この時期からの臨床的実践と実験室的研究が緊密な連携を図りながら発展することをめざしたものであった。

このように、世界的に見られた乳幼児期重視の流れの中で、世界乳幼児精神医学会結成の準備が進められ、一九八〇年にポルトガルのカスカイスで第一回世界乳幼児精神医学会が開催されるに至った。その後、同学会は三年に一回（途中から二年に一回）開催されるようになり、乳幼児の精神的問題に従事する臨床家、研究者の世界的組織として順調に発展してきている[282]。そして、第一回、第二回大会の成果が、それぞれ、*Frontiers of Infant Psychiatry* として全二巻で出版されている。また、*Infant Mental Health Journal* 誌が学会の機関誌として年六回発行されている。さらにそのあいだに、学会名も「世界乳幼児精神保健学会」と改称され、幅広い専門家の参加する学会となっている。

このような世界の状況に刺激されて、わが国でも一九八〇年代後半より、小此木[213,214]らを中心に乳幼児精神医学という学問の紹介が活発に行なわれるようになり、栗田[165]や白瀧[246]らによって総説もものされている。そして、一九九一年一〇月に開催された第三十二回日本児童青年精神医学会のシンポジュウムでは、「乳幼児精神医学の展開に向かって」というテーマが取り上げられ、隣接領域のシンポジストも交えて活発な議論が展開された。そのときのシンポジストと演題を挙げておくと、(1)野口鉄也「ミエリン形成に及ぼすリスク・ファクターについて」、(2)本城秀次「乳幼児精神医学の臨床的展望」、(3)高嶋幸男「いわゆるhigh risk childについて——中枢神経系異常とシナプス発達」、(4)長尾圭造「ハイリスク新生児（含未熟児）の精神医学的フォロー・システム」といった内容であった。

同じく、一九九一年一〇月には第一回乳幼児医学・心理学研究会が名古屋で開催され、乳幼児期の精神的問題について、活発な議論が展開された。発足当時に中心的なメンバーとして役割を果たしたのは、栗田廣（国立精神・神経センター精神保健研究所）、小林隆児（大分大学教育学部）、原仁（国立精神・神経センター精神保健研究所）、本城秀次（名古屋大学教育学部）などであった（所属はいずれも当時）。後に乳幼児医学・心理学研究会は、日本乳幼児医学・心理学会と名称を変更し、現在も精力的に活動を継続している。まさに、一九九〇年前後はわが国の乳幼児精神医学の黎明期といえる様相を呈していた。

2 乳幼児精神医学の特徴

乳幼児精神医学は胎生期から三歳ぐらいまでの乳幼児を対象としているが、この領域はどのような特徴を有しているのであろうか。フランスのレボヴィッチ[169]は、乳幼児精神医学の特徴を「学際的

interdisciplinary」というよりも「超専門的 transdisciplinary」であるといみじくも述べている。レボヴィッチのこの言葉が意味するところは、乳幼児精神医学の実践・研究は、さまざまな学問領域が寄り集まったところにあるのではなく、それらの学問領域が各々の学問領域を超えて、互いに融合したところにあるということではないだろうか。

一方、エムデ(71)は、乳幼児精神医学という言葉の「乳幼児」と「精神医学」という語のいずれもが逆説的であると述べている。乳幼児にかかわることは必然的に母親や父親や家族にかかわることを意味しており、また、精神医学という呼称にもかかわらず、小児科や臨床心理学、ソーシャルワーク、特殊教育、さらには発達心理学、精神生物学、家族研究などとの密接な連携が必要であると指摘している。

いずれにしろ、多専門領域との連携、融合が乳幼児精神医学の特徴といえるであろう。この点に関してエムデ(72)は乳幼児精神医学の特徴を(1)多領域的、(2)多世代的（必然的に関係および家族指向的）、(3)発達指向的、(4)予防指向的、といった項目に簡潔にまとめることができると述べている。

これらのレボヴィッチやエムデの言葉の中に乳幼児精神医学の本質的な特徴が示されているといえるであろう。

3　乳幼児精神医学の射程

先ほど、乳幼児精神医学（Infant Psychiatry）は胎生期から三歳ぐらいの年齢の子どもを対象にすると書いたが、英語のInfantという言葉は、小児科的には通常〇歳代の子どもをさしている。しかし、ジーナーら[300]は、乳幼児精神保健について出産から三歳までにもっぱら焦点を当てることにすると、始まりがあまりにも遅く、終わりがあまりにも早いという結果になると述べ、早期児童期の多くの臨床的問題に妊娠中の問題が影響を与えていることが明らかにされてきているのだから、乳幼児精神保健の概念を妊娠期から五、六歳の年齢に拡大するのが妥当であるとしている。

このように、乳幼児精神医学の取り扱う領域は妊娠期を含めて乳幼児期にわたる幅広いものとなっている。もちろん、胎児期から五歳ぐらいの年齢を対象とするのであるから、子どもが問題を訴えることはほとんどない。子どもが身体的症状を呈するか、母親が子どもとの相互関係に問題を感じることによって、乳幼児精神医学の対象となる。しかし、それらの問題は、児童虐待といった明確な形をとって現れるものばかりではない。まだ精神医学的障害として認識されないようなものに対して予防的なかかわりをすることが乳幼児精神医学の真骨頂である。そのようなかかわりが可能となるためには、母子の相互作用における問題を見い出す目を持たなくてはならないだろう。

それでは、このような問題にどのような専門家がかかわるべきなのであろうか。すでに、乳幼児精神医学は、多領域的、多専門的な学問領域であると述べたが、乳幼児精神医学会が乳幼児精神保健学会と改称しているように、乳幼児の精神的問題にかかわるのは精神科医だけではない。子どもにかかわる専門家はだれでも乳幼児の精神的問題に介入する可能性を有している。しかし、実際にこのような介入を行なうためには、精神医学的な知識だけでなく、生物学的、心理学的な幅の広い知識を必要としている。欧米の乳幼児精神医学の専門家は、単に精神医学的な学識だけではなく、発達心理学的な知識にも通暁しており、その知識量の多さに驚かされることがしばしばである。

しかし、これまでのところ、乳幼児精神医学（あるいは乳幼児精神保健）にかかわる専門家の資格が特別に定められているわけではない。それゆえ、乳幼児の精神的問題についてはそれぞれの現場で、それぞれの専門性に基づいて、我流で対応しているというのが現状であろう。

4　乳幼児精神医学の可能性

乳幼児精神医学は、これまで述べてきたように未開拓の分野であり、それに関連する領域の専門家がそれぞれ独自のかかわりを持ってきたというのが実情であろう。しかし、それらのかかわりは問題意識の高い一部の専門家によってなされてきたものであり、乳幼児にかかわるすべての人の問題意識になっていたとは思われない。それゆえ、まず、これらの専門家の教育水準をある一定レベルの水準に高めることが必要である。乳幼児にかかわる職業に従事する専門家を養成する学校では乳幼児精神医学の教育を必須とすべきである。それによって、母子の相互関係について問題意識を持った専門家を養成することができるであろう。その結果、早期発見、早期介入の可能性が高まると考えられる。

最近の厚生労働省は、総合周産母子センターには臨床心理技術者を配置する考えを示すなど、乳幼児精神医学の問題意識が現実の医療現場に生かされるようになってきた。今後は医療現場だけでなく、保育園、幼稚園、あるいは子育て支援センターなど、地域社会において乳幼児にかかわるさまざまな施設が、それぞれの専門性を生かしながら乳幼児精神医学的アプローチを行なっていくことが乳幼児のメンタルヘルスを考えた場合、理想的なものといえるであろう。

第2章　乳幼児期のいくつかの発達理論

乳幼児期の精神的問題を考えていく際には、乳幼児の発達について十分な理解を有していることが必須となる。もちろん、乳幼児期の発達理論については、実証的なものから精神分析的な発達理論まで多様なものが存在している。

ここでは、乳幼児の精神科臨床にとって重要と考えられる精神分析的発達理論をいくつか取り上げ、その概略を述べることにする。

1　フロイトのリビドー発達理論

精神分析学は周知のようにフロイトによって、学問的に体系づけられたものである。フロイトはヒステリーなどの神経症患者に対し、自由連想法を用いることによって、過去の無意識的な外傷体験が想起され、その心的外傷体験を意識化することによって、神経症症状が治癒することを見い出した。

表1　フロイトのリビドー発達段階

年齢	一般的な発達区分	S.フロイトのリビドー発達段階
	乳児期	口唇期
1歳	幼児期	肛門期
2		
3		男根期
4		
5		
6	児童期	潜伏期
7		
8		
9		
10		
11		性器期
12		
13	青年期	
14		
15		
16		

そのような、神経症患者の子ども時代の体験を再構成することによって、逆に人間の発達過程について精神分析学の視点から大胆な構想を提唱したのである。すなわち、フロイトは幼児性欲論を唱え、リビドー発達理論を発展させたのである（表1）。

　フロイトのリビドー発達理論の特徴は、主として大人の神経症患者の精神分析から子ども時代の発達を再構成して形成されたものであるという点にある。発達理論の概要は表1に示されているが、簡単に説明すると、子どもの発達段階により、リビドーが備給される身体部位（性感帯）が異なり、出生後一年ぐらいまでは、口唇にリビドーが備給され、口唇領域が性感帯として機能する。この時期が口唇期と呼ばれる。次に、トイレットトレーニングがかかわりの重要な時期になると、発達的には肛門期と呼ばれる時期になり、排便のコントロールが重要な課題となる。その後男根期となり、この時期は同性の親との心理的葛藤が激しくなり、エディプス期ともいわれる。エディプス葛藤により子どもは去勢不安を感じることになるが、男児は父親と同一化することにより、潜伏期に入る。潜伏期は学童期にあたっており、精神的には比較的安定した時期といわれている。性的にはリビドー欲動は目立たない時期である。そして、二次性徴の開始とともに、成人の性欲動の体勢である性器期が始まるのである。

これがフロイトの発達論の概略である。その後精神医学の領域からいくつかの発達論が生まれ、発達心理学の領域にも学問的影響を与えたが、そのほとんどが精神分析学者によるものであり、発達理論における精神分析学の貢献は大であるといわざるを得ない。次に精神分析学を基礎とするいくつかの発達理論を紹介することにする。

2　エリクソンの漸成的発達理論

エリクソン[74]は、ドイツに生まれたが、両親はデンマーク人であった。両親は離婚し、母親はドイツでユダヤ人の小児科医と再婚した。エリクソンは大学に入る前、いわゆる自我同一性の問題に悩み、ヨーロッパを漂泊して回った。その後アンナ・フロイトの精神分析を受け、精神分析家としての道に入った[49]。エリクソンの発達理論は漸成的発達理論といわれ、八つの発達段階からなっている。基本的には、フロイトのリビドー発達理論に基づきながらも、そのような生物的背景だけではなく、心理社会的な要因が個人の発達に与える影響の大きさを考慮した発達論を提唱している。エリクソンの発達理論は、表2に記載されているように、達成されるべき課題とその達成が失敗した場合の状態が記載されている。すなわちⅠ－1を例にとると、フロイトの口唇－感覚的時期に達成されるべき課題としては、養育者との基本的信頼感の確立であり、その課題を達成できない状態が不信といわれるものである。発達の第二段階では、自律性 対 恥・疑惑が問題とされ、ここで達成すべき課題としては、ト

表2　エリクソンの発達理論（エリクソン，1963）

	1	2	3	4	5	6	7	8
VIII 円熟期								自我の統合 対 絶望
VII 成年期							生殖性 対 停滞	
VI 若い成年期						親密さ 対 孤独		
V 思春期と青年期					同一性 対 役割混乱			
IV 潜在期				勤勉 対 劣等感				
III 移動性器期			自発性 対 罪悪感					
II 筋肉肛門期		自律 対 恥と疑惑						
I 口唇感覚期	基本的信頼 対 不信							

イレット・トレーニング等の確立による自律性の確立と、それの未確立としての、恥・疑惑である。エリクソンの発達段階の中でもっとも有名なのは、第五段階「同一性 対 同一性拡散」である。エリクソンのいう同一性とは、自分はほかのだれとも違う自分自身であり、自分はこの世の中にひとりしかいないという不変性の感覚、これまでの私はずっと変わらない私であり、今の私も、これからの私もずっと変わらない私でありつづけるという連続性の感覚からなるものといわれている[216]。青年は、自我同一性を確立することによって、社会の中で安定した役割を取ることができるのである。このような安定した自我同一性を確立することができず、社会の中で安定した役割を取ることができない、また、自分が本当に何がしたいのかわからない、自分が何のために生きているかわからないといった訴えをするとき、自我同一性の確立の失敗である自我同一性拡散という状態に陥っていると考えられる。

さらに、エリクソンの発達論の特徴は、成人期以降の発達について論じている点であり、親密性 対 孤立、世代性 対 自己陶酔、統合性 対 絶望、といった発達課題とその失敗を挙げている。

3　マーラーの分離－個体化過程

次にフロイトがリビドー発達の口唇期、肛門期として記述した前エディプス期における子どもの二者関係の発達についてマーラーら[178]の分離－個体化理論を紹介する。

マーラーらの理論は精神分析に基礎づけられているが、フロイトのようにリビドー備給といった生物学的概念は用いず、愛着対象から分離していく過程を客観的に記述したものである。マーラーの貢

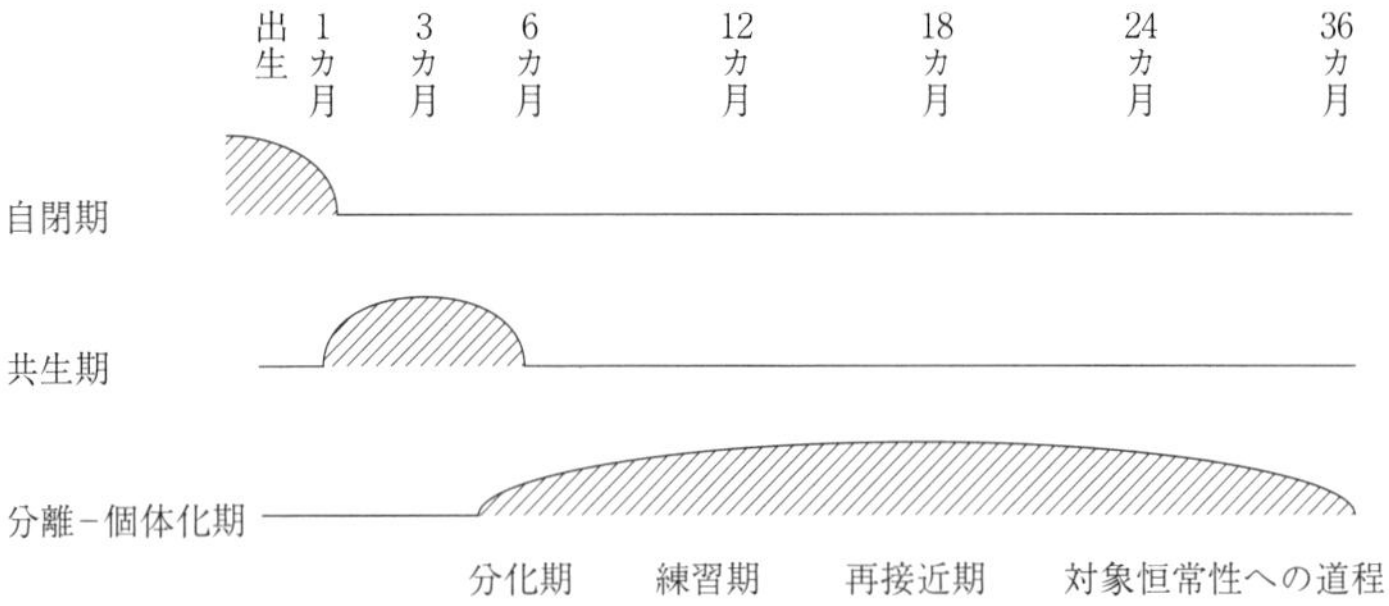

図1　マーラーの分離−個体化理論（マーラー, 1975）

献は乳幼児期の母子関係の発達を理解するのに有用であるのみならず、思春期の第二の分離−個体化過程を理解するのにも役立つとされる点である。

　マーラーらは乳幼児の心理的発達を自閉期（〇〜一カ月）、共生期（二〜六カ月）、分離−個体化期（五〜三六カ月）の三期に分けている。そして、分離−個体化期を四つの下位段階に区別している（図1）。

1　自閉期（〇〜一カ月）

　この時期、乳児は半睡眠、半覚醒の状態で過ごしており、空腹その他の欲求で緊張が高まると泣いて反応し、欲求が満たされ、緊張が低下すると再び眠りに就く。この時期子どもは、心理的過程よりも生理的過程が優勢である。乳児は生理的成長を促すため、胎児期に近い状態で過度な刺激から保護されている。

　この時期まだ乳児には自他の区別は存在せず、あたかも乳児は世界と融合したかのような状態で、自分が世界の中心にいるかのような全能感に浸っている（精神分析学でいうところの一次ナルシシズム）。そして、あらゆる欲求満足は乳児のこの万能的な殻の中からもたらされていると感じている。

2　共生期（二～六カ月）

乳児が欲求を充足してくれる対象をぼんやりと認識しはじめるとともに共生期が始まる。しかしこの段階では、乳児はあたかも母親と自分が一つの共通した境界を持つ単一体であるかのように行動し機能する。あたかも母子は一体となって共生球を形成しているかのようである。乳児は母親を対象としてぼんやりと知覚するようになるが、まだ自分と区別されたものとしては、認識していない。この時期、母親は乳児の補助自我として機能するのであり、子どもの遂行できない機能、たとえば、欲求を充足したり、緊張を解消したり、現実を知覚して適切に対応したりという機能を子どもと一体となって遂行するのである。

このように、子どもが母親と適切な共生関係を体験することは、これ以後の分離－個体化過程が適切に遂行されるための重要な基礎となる。

3　分離－個体化期（五～三六カ月）

マーラーは分離－個体化過程をさらに四つの下位段階に区分している。

(1)　分化期　differentiation（五～九カ月）

(2)　練習期　practicing（九～一五カ月）

(3) 再接近期　rapprochement（一五〜二二カ月）

(4) 対象恒常性 object constancy への道程（二二〜三六カ月）

次に各下位段階の特徴を具体的に述べる。

(1) 分化期（五〜九カ月）

この時期になると、子どもは、これまでの母子一体的な関係から、次第に自己を母親とは分離したものとして認識しはじめる。六カ月頃になると、子どもは母親の身体を頻りに探索するようになり、母親の髪の毛、耳、鼻をいじったり、引っ張ったりする。また、抱かれた姿勢で母親からからだを離し、身をそらすようにして、母親や周囲をしげしげ眺めたりする。このように、子どもは母親に強い興味を示し、母親と見知らぬ他人との違いに敏感となり、七、八カ月頃になると、「人見知り」という現象が見られるようになる。

(2) 練習期（九〜一五カ月）

練習期はさらに、(a) 初期練習期：はう、よじ登る、つかまって立つ、などの母親から身体的に離れようとする能力の発達とともに始まる時期、(b) 本来の練習期：自由な直立歩行によって特徴づけられる時期、の二つからなる。

この時期になると、運動能力の増大とともに、子どもの世界は飛躍的に拡大する。子どもは新たに獲得した身体的技能の練習、習得に熱中し、また、新たに広がりつつある世界の探索に夢中になり、母親から遠く離れ、母親の存在をしばしば忘れているように見える。しかし、子どもはしばらくすると、母親との身体的接触によりエネルギーを補給するために、母親のもとに戻ってくる。母親は、子どもが周囲の世界へと探索に乗り出していくためのエネルギー補給の「基地」としての機能を果たしている。

(3)　再接近期（一五〜二二カ月）

この時期は、さらに(a)初期再接近期、(b)再接近危機期、(c)この危機を個人的に解決する時期、に細分される。

練習期のあいだ中、子どもは母親を世界探求のための基地として利用して、エネルギーを補給するためにしばしば母親のもとに戻ってきた。しかし、この時期にはまだ、母親を自己とは独立した人格とは認識しておらず、母親が自分とは異なる意志を持っているとは認識していない。

再接近期の始まりとともに、母親は子どもにとって、絶えず広がる新しい発見をともに分かち合いたい「人間」になる。このような兆候は、子どもが母親のもとに世界で発見したものを次々ともたらし、母親の膝をそれらのものでいっぱいにする行動に認められる。しかし、母親を一個の独立した人間と認識するようになると、子どもは、母親の意志と自分の意志が必ずしも一致しないことに気づきはじめる。そのため、子どもは母親の存在を逆に強く意識するようになり、一時的に分離不安が強くなる。

このような状況で、子どもは母親を押しのけて分離の道に進みたいという欲求と、母親にしがみついて、共生的な関係を維持したいという欲求に引き裂かれることになる。そのため、この時期の母子関係は葛藤に満ちたものになる。すなわち、子どもは、母親が後を追ってくれることを期待して母親から飛び出したり、また逆に、母親が立ち去ろうとすると執拗に後追いをしようとしたり、矛盾に満ちた行動をする。

このように、分離への動きと、母親を喪失する不安のあいだで混乱している子どもに対して母親が安定し、一貫した態度で子どもの自立への動きを支えることによって、子どもはこの混乱を乗り越え、よい母親と悪い母親に分裂していた母親イメージを次第に統合し、内在化していくのである。

(4) 対象恒常性への道程(二二一～三六カ月)

この過程において達成される重要な課題としては、(a)明確な、ある面では一生涯にわたる個体性の確立、(b)対象恒常性のある程度の確立、が挙げられる。

この時期になると、子どもは自己を、他とは異なった、はっきりとした自我境界を持つ個人として、認識するようになる。また、統合された母親イメージを内在化し、対象恒常性を確立することによって、母親からの分離にある程度耐えられるようになる。

このように、子どもは生後三六カ月頃までにある程度の自立性を確立する。しかし、この過程は三六カ月の時点で終了するものではなく、その後長い時間をかけて徐々に達成されていくものであり、いわば、一生終わりのない過程であると考えられる。

4 スターンの自己感の発達

マーラーの分離‐個体化過程の理論は自我心理学的な伝統の中で形成されてきたものであり、スタ

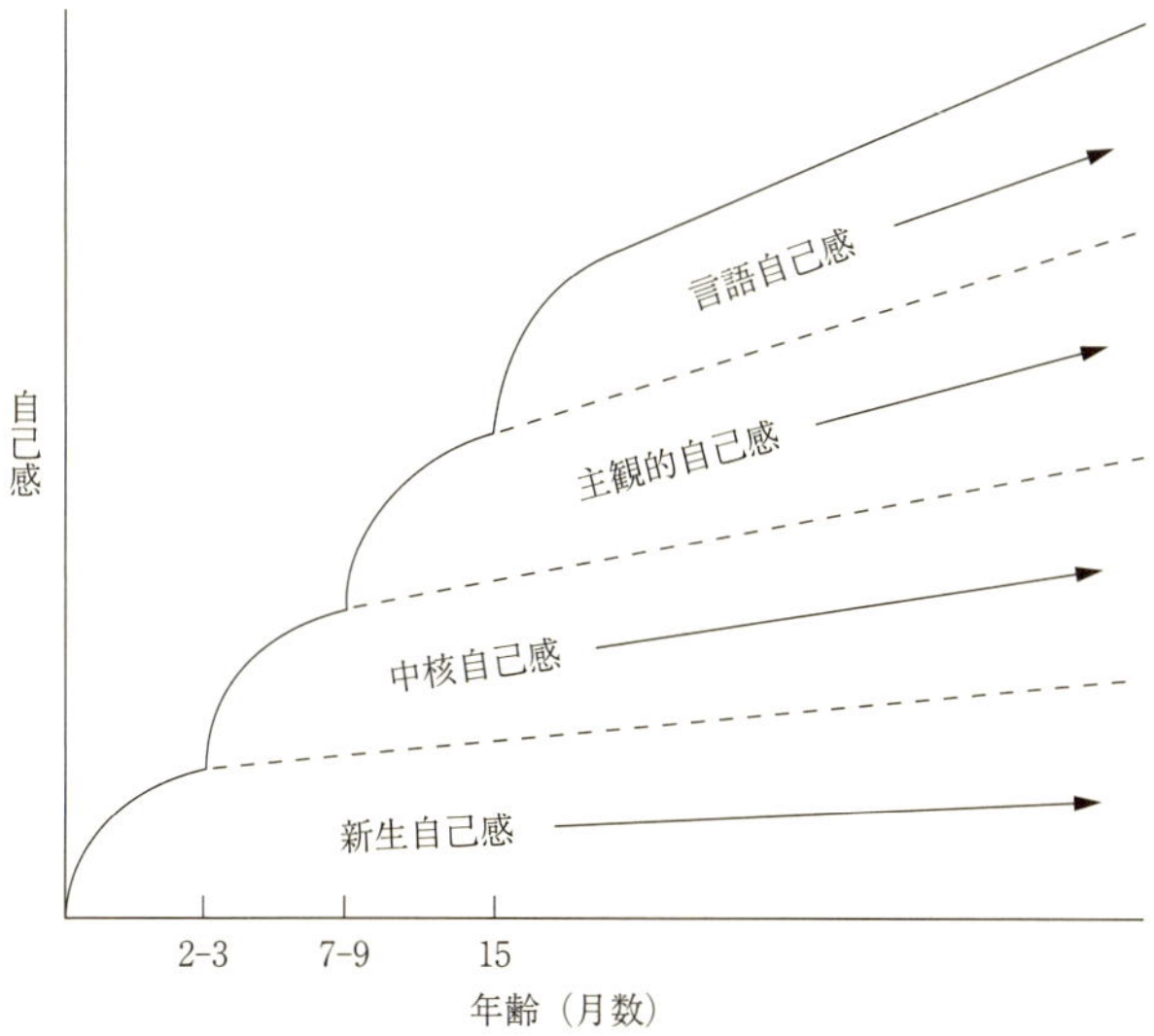

図2　スターンの自己感の発達（スターン, 1985）

ーン[261]の自己感の発達理論も精神分析理論および愛着理論の両方と特徴を共有している。スターンの発達理論では、新生自己感、中核自己感、主観的自己感、言語的自己感が順次形成されるが、他の精神分析の発達理論のように、新しい発達段階が出現することによって、それまでの発達段階が覆い隠されてしまい、発達段階が次々と出現しては消えていくとは考えられていない。すなわちスターンの各発達段階は、新しい発達段階が形成されてもなお活動しつづけており、各発達段階は重層的な働きをするのである。

　スターンの自己感の発達は次のようなものからなっている（図2）。

1　新生自己感

　生後二カ月を過ぎると、乳児に質的変化が起こってくる。直接的な目と目のふれ合いをはじめ、乳児は頻回に笑うようになる。この発達的変化がおこる前、すなわち、誕生から生後二カ月まで、乳児は、何か前社会的で前認知的な、いまだ組織化されないままの人生を生きていると考えられる。この新生されつつある組織化の体験、それが新生自己感と呼ばれるものである。

2　中核自己感

生後二〜三カ月たつと、乳児が与える印象がかなり違ってくる。社交的交流をしているときの乳児は、一個の人間としてより纏まっているように見える。それは乳児の動作、計画、情動、知覚、認知が今まさに一斉にその活動を開始し、しばしの間、対人関係に全精力を注ぐかのようにみえる。最近の知見によれば、対人的世界を作り出すのに乳児がまず取り組む作業は、中核自己感、中核他者感の形成である。この作業はだいたい生後二〜七カ月に達成されると考えられている。また、精神分析でいう融合様、融和様の体験を持てる能力が、すでに存在する自己感、他者感から生まれる二次的派生物であることもこの所見は示唆している。

3　主観的自己感

次に、量的に一足飛び的な成長が自己感に起こる。それは自分にも他者にもこころがあることを乳児が発見するときである。生後七〜九カ月、乳児は徐々に内的主観的体験、つまりこころの主題が、自分以外のだれかと共有可能であるという重大な認識に至る。自分とは別の他者も自分と似たような精神状態を持つものだという感覚を乳児が持てて初めて、主観的体験、あるいは間主観性の共有が可能となる。それが起こると、対人間の活動は一部、目に見える活動や反応から、そうした行動の背後にある内的主観的状態へと移っていく。この移動を通して乳児は、今までとは違った存在と社会（社交）感覚を体験するようになる。

4　言語自己感

生後二年目に入り、言葉が話せるようになると、自己感と他者感は新しい属性を獲得する。今や自己と他者は、言葉という新しい交流手段によって、互いに意味を共有するとともに、それぞれ別個で個人的な世界認識を持つようになる。こうして新しい組織化を促す主観的見通しが生まれ、新しいかかわり合いの領域へと道が開かれる。しかし、実際言語は両刃の剣であり、言語は私たちの体験を自分自身の中で、あるいは他者とのあいだで共有しにくいものにしてしまう可能性もあり得る。

これまでフロイトを始祖とする精神性的発達理論に基礎をおいた精神分析的発達理論のいくつかを概説し、その理論的展開を見てきた。

分析的発達理論は、近年になり、現実場面における母子の相互作用について実際の観察データを理論に取り込むなど、より科学的な方法論を採用してきているが、その方法論の基礎は患者の精神分析治療から得られた材料である。成人が過去を想起することによって得られた過去の再構成から子どもの発達を理解していくのである。それゆえ、このような発達理論には実証性に乏しいといった批判が常に付きまとってきた。しかし、これまでの研究を見てくると、発達心理学的な研究方法は実証性が高いとは言えるであろうが、発達的理論を構築することは難しかったのではないだろうか。今後は、精神分析的な発達理論と子どもの実証的な発達研究が相互に協力しあって、新しい発達研究が展開されていくことが期待される。

第3章　乳幼児の発達と母子関係

乳幼児の精神医学的な問題を取り扱うためには多領域の概念や研究手法を用いることが重要であることについては前章に触れた。例を挙げると、スターン[261]らは実証的な発達研究と、精神分析的な発達論を統合しようとする試みを意欲的に行なっている。

そのような研究の流れの中で、乳幼児精神医学の研究にさまざまな心理学的概念や尺度などが導入されている。ここでは乳幼児の精神医学的問題にアプローチするのに、また、本書を読み進めるにあたって、比較的重要と思われる心理学的概念のいくつかについて、その概略を述べることにする。

1　愛着について

1　愛着概念について

ボウルビィ[25]は、出生後一年以内の早期に、乳児が特定の母性的人物と強い結びつきを形成し、その人物に対して特有の行動をとるようになることを「愛着」という言葉で表現した。

子どもの示す愛着行動は、(1)定位行動、(2)信号行動、(3)接近行動の三つに区別されている。

(1) 定位行動とは、子どもが愛着対象を他の人物と区別して、愛着対象に常に視線を向け、凝視しつづけるような行動である。

(2) 信号行動とは、泣き声、発声あるいは微笑反応などで、愛着対象を自分の方に引き寄せようとする行動である。

(3) 接近行動とは、愛着対象に対する後追い行動やしがみつきなど、子どもの方から愛着対象に接近しようとする行動である。

子どもは養育者にこのような愛着行動を示すことにより、養育者を自分の方に引き寄せ、養育者との距離を近くに保つことによって、外敵から身を守っていると考えられている。

このような愛着行動は、子どもが養育者とそれ以外の見知らぬ人を区別するようになる生後五、六カ月頃からはっきりしてくる。

ここでは、生後一年間に乳児が示す愛着行動の例としてエインズワース(3)が挙げているものをまとめておく。

(1) 差別的に泣く　乳児が母親以外の人に抱かれると泣き出すが、母親に抱かれると泣きやむ。

(2) 母親が部屋から出ていくことによって泣き叫ぶ　母親が部屋から出ていって、乳児の視野から消え去ると泣き出す。

(3) 差別的な微笑　乳児は他人よりも母親と相互作用をしているときに、より頻繁に、より速やかに、よりくつろいで微笑する。

(4) 差別的に発声する　乳児は他人との相互交流の場合よりも、母親との相互交流においてより頻繁に声を出す。

(5) 母親の方向への視覚・姿勢的定位　乳児は他の人に抱かれていても、母親の方を熱心に向いている。

(6) 差別的な接近　乳児は、母親と他人とが一緒に部屋にいるとき、母親の方へ選択的に這っていく。

(7) 後追い行動　乳児は、はいはいしはじめると、母親が部屋から出ていく際に、泣き出すのみならず、母親の後を追って這うようになる。

(8) 歓迎反応　しばらく不在だった後に母親に会うと、乳児は特徴的な歓迎行動をする。

(9) よじ登りと探索行動　乳児は、母親の膝の上によじ登り、母親の身体を探索し、顔・髪・衣服などをいじって遊ぶが、他人に対してはほとんどこのような探索行動を示さない。

(10) 顔埋め行動　母親によじ登っているあいだや、母親から少し離れてまわりを探索した後、母親の許に戻ったときに、乳児は顔を母親の膝に埋める。

(11) 探索のよりどころとしての母親の利用　這うようになると、乳児は常に母親に密着していることはなく、少し離れた他の人や物を探索し出すが、時々母親の許に戻ってくる。

⑿ 安全な場所としての母親への避難　乳児は、外界から脅かされるとその対象からできるだけ速く遠ざかり、母親の許へ逃げ戻る。

⒀ しがみつき　乳児がおびえていたり、疲労していたり、健康がすぐれなかったりすると、母親に対するしがみつきが顕著になる。

先述のように、ここに挙げたような行動によって、子どもは自分を保護してくれる養育者と接近した距離を保ち、それによって、身の安全を保証しているのである。

2　ストレンジ・シチュエーション

ボウルビィの愛着理論は子どもの養育にとって重要な概念であるが、この愛着理論に新たな発展をもたらしたのは、ボウルビィの共同研究者でもあったエインズワースら(4)によるストレンジ・シチュエーションの開発である。

ストレンジ・シチュエーションというのは、表3に示されているように実験室状況で二回の母親との分離、再会場面を含む八つのエピソードからなる検査方法である。通常は一二カ月から一八カ月の子どもを対象に実施される。この検査で重視されるのは母親との分離後の再会場面であり、母親との再会時に子どもがどのような反応を示すかによって、子どもの母親に対する反応がタイプ分けされている。

表3　エインズワースのストレンジ・シチュエーション（三宅，1989）

エピソード	登場人物	時　間	状況の概要
1	母・子・実験者	30秒	実験者が母子を実験室へ導入し退出する．
2	母・子	3分	母は子に関与しない．子は探索的に活動する．
3	見知らぬ女性・母・子	3分	見知らぬ女性が入室し，最初の1分は黙っている．次の1分は母と話す．残り1分は子に働きかける．最後に母にそっと退出してもらう．
4	見知らぬ女性・子	3分 あるいはそれ以下*1	最初の母との分離場面．見知らぬ女性は子に合わせて行動する．
5	母・子	3分 あるいはそれ以上*2	最初の母との再会場面．母は子に働きかけなぐさめる．それから再び遊ばせようとする．バイバイと言って母は退出する．
6	子	3分 あるいはそれ以下*1	2回目の母との分離場面．
7	見知らぬ女性・子	3分 あるいはそれ以下*1	見知らぬ女性が入室し，子に合わせて働きかける．
8	母・子	3分	2回目の母との再会場面．母が入室し，子に働きかけ抱き上げる．見知らぬ女性はそっと退室する．

＊1　子がひどく泣いたりした場合には短くする．
＊2　子が再び遊びはじめるのに時間がかかる場合には延長する．

エインズワースが愛着研究にストレンジ・シチュエーションを導入することによって、子どもの母親に対する愛着の質あるいはタイプといったものが区別されることになった。そして、子どもの愛着の質が子どもの将来の発達や親子関係にどのような影響を与えるかといったさまざまな問題を検討する道を開いたといえるのである。

3　愛着のタイプ

ストレンジ・シチュエーション場面における母親との分離再会場面において、子どもが母親に対してどのような行動をとるかといった子どもの行動特徴から、当初、子どもの愛着は三つのタイプに分けられていた。すなわち、A、B、Cの三タイプである。

・安定的愛着タイプ（B型）　secure attachment type
・不安－回避的愛着タイプ（A型）　anxious-avoidant attachment type
・不安－抵抗的愛着タイプ（C型）　anxious-resistant attachment type

このうち、B型は安定した愛着タイプであり、それに対し、A型とC型は不安定な愛着タイプと考えられている。

安定的愛着タイプ（B型）は、母親との分離再会後に、母親との接近、接触、交流を積極的に求め、回避的な反応や両価的な反応をほとんど示さない安定した愛着を有する子どもである。

それに対し、不安定愛着タイプと考えられるA型、C型は母親との分離再会場面において、次のような反応を示す。

不安－回避的愛着タイプ（A型）は、母親と再会したときに、母親との接触を回避したり、母親の方を振り向かないで、自分のしている遊びを続けたりする。不安－抵抗的愛着タイプ（C型）の子どもは、母親と再会した後、母親に対し接近や接触を求めたりする一方、それに対して抵抗的な態度も示し、両価的な様子を示す子どもたちである。

先にも述べたように、B型は安定した愛着タイプと考えられており、A型とC型は不安定な愛着タイプであると考えられている。各タイプの割合は、アメリカではA型二三パーセント、B型六二パーセント、C型一五パーセントといった数値が報告されている。こうした割合は、世界八カ国で行なわれた研究をまとめたデータとほとんど変わらないものであった。

しかし、日本では、三宅[192]によって、A型〇パーセント、B型七五パーセント、C型二五パーセントといった値が報告されており、ドイツではA型の割合が多いといったことがいわれている。三宅は愛着のA型、B型、C型について文化的な要因の関与している可能性も考慮して、B型は安定的愛着、A型とC型は不安定な愛着という意味づけをすることには慎重な態度を取っている。

現在におけるまで、このように愛着をA、B、C型に分類して研究することについては、一般的に広く認められているが、メインら[179]はストレンジ・シチュエーションで観察された子どもの一二・五パーセントはこれらの型に分類不能であることを見出し、しかもそれらの子どもたちは誤って安定的愛着タイプに分類されることが多いと指摘している。その後、メインらはこのようなタイプの子どもたちを不安定–不統合型（D型）として、新たな愛着タイプとして提案している。[264] D型については、被虐待児の八〇パーセントがD型に属していたという報告にみられるように、このタイプの母親は子どもに対して適切な愛着対象として機能していないと考えられる。このタイプの子どもは、愛着対象に再会したときに一貫した行動を取ることができず、突然にすくんでしまったり、顔を背けた状態で愛着対象に近づいたり、ストレンジャー（見知らぬ人）におびえたときに愛着対象から離れ壁にすり寄るような行動をしめしたり、再会場面で、愛着対象を迎えるためにしがみついたかと思うと、すぐに床に倒れ込むなど、極端に矛盾し、混乱した行動を示す子どもたちである。

現在では、従来のA、B、Cの三型にD型を加え、子どもの愛着の分類が行なわれることが多い。

4　内的作業モデル

ボウルビィは愛着理論を発展させる中で、内的作業モデル（Internal Working Model）という概念を発展させてきた。子どもは、愛着対象やその他の人と相互作用を繰り返していくが、その過程で、自分のまわりの世界はどのようなものであるのか、愛着対象やその他の重要な人物がどのように行動するのか、また自分自身がどのように振る舞うのか、といったことに対して、次第に内的な表象を形成していくことになる。そして、時間の経過の中で、実際の愛着行動に変わって、より抽象化された表象レベルの愛着対象のイメージが次第に優勢となってきて、その子どもの行動に影響を与えることになる。ボウルビィは、生後六カ月頃から五歳頃までの人生早期の愛着経験に基づく内的作業モデルの形成がその後の人生に大きな意味を持つと考えている。つまりこの時期に一旦形成された内的作業モデルは、通常無意識的、自動的に機能するため、意識的に内的作業モデルを変化させることは困難であるとしている。

しかし、人生早期に形成された内的作業モデルはその後生涯にわたって変化しないものでなく、その後の重要な他者との体験などで変化しうるものと考えられている。また、人の内的作業モデルは個人に一つだけあるものではなく、複数の内的作業モデルを有しているという考えもある。

いずれにしろ、子どもは大きくなるにつれ、愛着対象との関係は内的作業モデルとして内在化していき、内的表象として子どもの外界に対する認知や子どもの対人的なかかわりに影響を与えつづけるのである。

5　成人愛着インタビュー

これまで述べてきたように、子どもと愛着対象とのかかわりは乳幼児期の行動レベルのものから、次第に内的作業モデルとして表象レベルの内在化されたものに変化していく。

それでは、成人が自分自身の養育者に対して持つ愛着表象というものはどのようになっているのであろうか。

成人における愛着の有り様を明らかにするため、これまでいくつかの方法が開発されている。その中でももっともよく知られているのが、成人愛着インタビュー（Adult Attachment Interview）、通称ＡＡＩである。ＡＡＩは成人を対象にして面接を実施し、その人のその時点における愛着表象のあり方を明らかにしていこうとするものである。

ＡＡＩは、メインらによって開発された半構造化面接である。面接の主要部分は、その人の子ども時代の母親および父親との関係を表す形容詞を五つ挙げてもらい、そのおのおのについて、具体的な思い出を語ってもらうというものである。被験者が語った子ども時代の思い出について、その語りの内容についてではなく、その語りの語り方、つまりその語りの一貫性や語りの量などに基づいて、その人の自分の親に対する愛着のタイプが評定されることになる。

これらの操作により、ＡＡＩは、Ｆ＝自律型（autonomous）、Ds＝軽視型（dismissing）、Ｅ＝とらわれ型（preoccupied）、Ｕ＝未解決型（unresolved）の各タイプに分けられる。

(1)　自律型（autonomous）は、子どものストレンジ・シチュエーションでは安定型（Ｂ型）に対応すると考えられるものである。この型の成人はその経験内容のいかんにかかわらず、理解可能な物語を首尾一貫した形で語ることができる。たとえその語りの内容が小さい頃の虐待経験であったとしても、その話題に拒否的な態度を取ったりすることなく、その事実をバランスの取れたオープンな形で話すことができ、この体験が自分に与えた影響などを比較的客観的な態度で語ることができる。

(2)　軽視型（dismissing）は、子どものストレンジ・シチュエーションでは不安－回避型（Ａ型）に対応するものと考えられるタイプである。このタイプは、小さいときの親とのかかわりを理想化し、非常に優しい親だったと報告しても、実際にそのことを裏付ける事実を挙げることができなかったりする。また、過去のことはあまり覚えていないし、自分の現在にほとんど何の影響も与えていないと述べ、過去の事実に回避的な立場を取っていると考えられる場合などがある。

(3)　とらわれ型（preoccupied）は、子どものストレンジ・シチュエーションでは不安－抵抗型に対応するものと考えられる。このタイプの人たちは、首尾一貫した形で語ることができず、過去の経験を語りながら感情的に巻き込まれ、混乱してしまうことがある。過去の事実を話しながら、まるで現在のことであるかのように、強い怒りや恐れなどの感情を表出することがある。過去の体験に巻き込まれており、その事実から距離を取り、客観的にみることができない状態にあると考えられる。

(4)　未解決型（unresolved）は、子どものストレンジ・シチュエーションでは、不安定－不統合型（D型）に対応すると考えられる。このタイプでは、その語りはそれなりの一貫性を有しているが、小さい頃の虐待体験など外傷体験について語るときには、すでに死んでしまった人が生きているように思えるとか、魔術的思考や非現実的な解釈がみられたりする。過去の分離体験や、虐待体験などについて、心理的に解決されていない場合に見られる。

6　愛着の世代間伝達

これまで、子どもの愛着タイプと成人の愛着タイプについて述べてきた。それでは、子どもの愛着タイプと母親の愛着タイプはどのような関係にあるのであろうか。すなわち、母親の愛着タイプが子どもの愛着タイプにどの程度影響を与えるかという、愛着の世代間伝達の問題を取り上げてみよう。

これまで親の自分の親に対する内的ワーキングモデルと子どもの適応のあいだとの結び付きについ

ては確立されてきた。愛着の世代間伝達の問題については、これまで、いくつかの視点から検討されてきた。この五〇年間、四タイプの視点からの説明が主として行なわれてきた。それは、(1)遺伝説、(2)精神分析学説、(3)愛着理論による内的ワーキングモデル、(4)行動に焦点を当てた世代間伝達の説明、である。[54]

ここでは理論的な問題はさておき、これまで明らかにされている点をいくつか取り上げることにする。

AAIとストレンジ・シチュエーションを用いたいくつかの研究では、母親のAAIに対する反応パターンとストレンジ・シチュエーションにおける子どもの母親に対する行動パターンのあいだに六六〜八二パーセントの一致が見られたとされている。[15] すなわち愛着パターンはある程度、世代間で伝達されると推測された。

このような愛着の世代間伝達については、その後も研究が積み重ねられてきており、多角的な視点から研究が行なわれている。そうした中で母親の愛着関係の経過を検討するためには、前方視的な研究が理想的であると考えられ、母親の妊娠中にAAIが測定され、子どもが生まれてから一年後に母子の愛着関係をストレンジ・シチュエーションを用いて測定している。[87] 九六名の母親のうち、五九名（六一・五パーセント）の母親がAAIで自律型であり、二一名（二一・九パーセント）の母親が軽視型、一五名（一五・六パーセント）の母親がとらわれ型を示した。AAIで安定型（自律型）を示した母親の七五パーセントが安定型の子どもであった。それに対し、AAIで軽視型あるいはとらわれ型の愛着型を示した母親の七三パーセントは不安定な愛着を示す子どもであった。

また、妊娠中に実施されたＡＡＩの結果から、一年後のストレンジ・シチュエーションで子どもの母親に対する愛着を、安定的なものと不安定的なものの二分類で予測したところ、七五パーセントのものを予測することが可能であった。これらの結果は、それまでに行なわれた後方視的な研究結果と一致するものであった。

さらに、この研究では、安定的愛着タイプ（Ｂ型）あるいは不安－回避愛着タイプ（Ａ型）を示す子どもの母親を子どもが生まれてくる前に同定することは可能であったが、不安－抵抗型（Ｃ型）を区別することは容易ではなかった。

これらの研究をまとめると、母親と子どもの愛着のペアリングとしては、自律型と安定型、軽視型と回避型、とらわれ型と抵抗型、未解決型と不安定－不統合型という関連が密接であることが明らかとなった。

次に、ブノワら[15]はこれまでの世代間伝達についての研究は二世代までに限られており、三世代にわたる世代間伝達についてはこれまで研究されてこなかったと述べ、ＡＡＩとストレンジ・シチュエーションの手法を用いて、三世代にわたる世代間伝達について検討している。この研究では、母親に対して妊娠中の最終月と、子どもの出産後一一カ月の時点の二回、ＡＡＩによる面接が行なわれた。祖母に対しては、研究期間の適切なときに、ＡＡＩによる面接が行なわれた。子どもに対しては一歳から一歳六カ月の時点で、ストレンジ・シチュエーションによる愛着パターンの測定が行なわれた。ブノワらは、祖母、母親、子どものあいだの愛着分類の対応を以下のように予測していた。(1)自律型－自律型－安定型、(2)軽視型－軽視型－回避型、(3)とらわれ型－とらわれ型－抵抗型である。祖母の未解決型の分類と母親と子どもの愛着分類のあいだには、とくに予測は立てられなかった。
結果については、妊娠後期と出産後一一カ月のときに測定された母親のＡＡＩについて、その愛着カテゴリーが二回の測定のあいだで一致している割合は自律型、軽視型、とらわれ型の三カテゴリーで分類すると、一致率九〇パーセントであり、未解決型を含めた四カテゴリーで分類すると七七パーセントという値であり、このあいだのＡＡＩの安定性はかなり高いものと考えられる。

一方、妊娠中の母親のＡＡＩ分類と祖母のＡＡＩ分類の一致率は三カテゴリー分類では有意であったが、四カテゴリー分類では有意なものでなかった。また、母親の妊娠中のＡＡＩと子どものストレンジ・シチュエーションのあいだの一致率は、四カテゴリー分類では六八パーセントと有意に高かったが、これを三カテゴリーについて検討すると、一致率は八一パーセントまで上昇した。個人内における愛着分類の安定性については、自律型が変化しにくいものであり、それに対し、不安定型は四倍変化しやすかった。また、祖母、母親、子どもの三世代にわたる愛着分類について検討すると、六五パーセントのものが三世代で対応する愛着分類を有していた。このように三世代にわたる愛着の世代間伝達が認められたが、世代間で愛着カテゴリーが変化する要因については不明であり、今後の課題であると考えられている。

さらには、父親、母親と子どものあいだの愛着関係について、ＡＡＩとストレンジ・シチュエーションを用いて検討がなされている(260)。スティールらは妊娠後期にＡＡＩを母親と父親に実施した。そして、幼児が示す母親に対する愛着を一歳の時点で測定し、幼児の父親に対する愛着を一歳半の時点で測定している。

母親のＡＡＩの愛着パターンと一二カ月時における子どもの母親に対する愛着には有意な関連性が認められた。また、父親のＡＡＩ分類と一八カ月時点における子どもの父親に対する愛着分類のあいだにも有意な関連が認められた。しかし、子どもの出産前のＡＡＩで安定型と分類された父親の八〇パーセントの子どもが一八カ月の時点で安定的な愛着を有していたが、ＡＡＩで不安定‐軽視型と分類された父親の子どもの五九パーセントが一八カ月の時点で不安定‐回避型を示した。ＡＡＩで軽視型と分類された父親と回避型の愛着を示した子どものあいだの関連性は偶然に期待される頻度の二倍であった。このように父親の愛着パターンが軽視型である場合に子どもの愛着パターンが不安定‐回避型になる可能性が高いということが、母親についても当てはまることが明らかにされている。

さらに父親と母親の愛着スタイルが異なるとき、父親の子どもに対する愛着の影響よりも母親の子どもに対する愛着の影響の方が大きいことが明らかにされた。

このように愛着の世代間伝達の問題に関しては、単に母親から子どもへの世代間伝達の問題だけでなく、父親の子どもに対する世代間伝達の問題、あるいは、複数の愛着対象が存在する場合の世代間伝達の問題など、その視点は拡大してきている。このことは世代間伝達の研究の深化であるとともに、愛着とは何か、あるいは愛着の世代間伝達とは何かという問題をより複雑なものにしており、愛着概念を再検討する一つの契機にもなりうるものと考えられる。

7　子どもの愛着と早期の母子関係

生後一二カ月から一八カ月といった時期における愛着のタイプと、早期の母子関係との関連性について検討が行なわれている。生後六〜一五週といった早期における母子の見つめ合い行動とその後の愛着パターンとの関連を検討した研究では、安定した愛着を示す子どもの母親は、見つめ合い行動で子どもにペースをあわせ、子どもを多く励まし見つめ合い行動が長くつづく傾向が見られたが、不安定な愛着を示す子どもの母親は子どもとの相互作用を、沈黙し無感情な表情で開始し、しかも、子どもからの働きかけに反応することにしばしば失敗した。それゆえ、このような見つめ合いは短期間で終了する傾向が見られた。

また、安定した愛着を示す子どもは、このような早期からすでに母親と他人を区別しており、それぞれ異なった反応を示していたが、不安定な愛着を示す子どもでは、そのような分化は見られなかった。また、早期の母子関係と一二カ月、一八カ月の愛着パターンの関係を比較した研究では、安定的愛着であるB型の母親は子どものサインに敏感に反応し、養育技術に優れていたが、A型の母親は自信に欠けており、イライラして母性に対して否定的な反応を示した。また、A型の母親は、必要以上の身体接触を回避し、子どもに対し効果的な反応をすることができなかった。これに対し、C型の母親は、養育技術に優れた敏感な母親というわけにはいかなかったが、A型の母親よりはよい養育を行なう傾向が見られた。

このように、早期の母子関係と愛着パターンのあいだの関連性についてはこれまで検討がなされてきているが、さらには、愛着パターンとその後の子どもの発達とのあいだにも指摘がなされている。すなわち一八カ月の時点で安定した愛着を示した子どもは、五歳の時点で自我弾性が高く、状況に柔軟に対応し、旺盛な好奇心を示したという。

この他、児童虐待と愛着パターンとの関連や、抑うつ的な母親と愛着パターンとの関連などについても検討がなされている。

8　母親愛着

愛着という概念は、これまで繰り返し述べてきたように、子どもが養育者に対して向けるもので、通常は、子どもが養育者との距離を近くに保ち、自分の身の安全を図るのに役立つような行為であるといわれてきた。そのため、大人の愛着を測定するＡＡＩにおいても、そこで測定されるものは、大人が自分の親に対して持つ愛着表象であり、自分の親に対する愛着のあり方である。

それに対し最近母親が自分の子どもに向ける愛着について語られるようになり、母親－子ども愛着といった言葉で呼ばれている。これは母親が子どもに向ける愛情の絆である。

このような母親が子どもに向ける愛着の形成に関しては、いくつかのことがいわれている。たとえば、産褥期における母親の抑うつが高いと母親愛着は低下するが、子どもを妊娠したときの父親の反応が肯定的なものであると、母親愛着は高くなるといったことが指摘されている。

もちろん、母親愛着は出産後に急に生じてくるものではなく、妊娠期から母子の相互作用を通して、生じてくるものと考えられている。このような、妊娠期における母親の子どもに対する愛着は母親－胎児愛着と呼ばれている。母親－胎児愛着に関しては、クランレー(58)によって測定尺度（Maternal-Fatal Attachment Scale）が開発されており、それらの尺度を用いた研究が行なわれている。母親－胎児愛着に関連する要因についても、研究がなされているが、まだ確定的なことは明らかとなっていない。

通常、母親‐胎児愛着は妊娠初期から時間の経過とともに、次第に増大していくといわれている。さらに、胎児に対する愛着を増大させる一つの契機として、妊婦が胎動を感じるようになることが挙げられている。超音波で胎児の姿を見ることが愛着を増大させる要因になるという報告もあるが、超音波で胎児をみることが愛着を増大させることと関係しないという研究結果も見られる。また、羊水穿刺を受けることになっている妊婦は検査前には概して胎児に対する愛着は低く、検査の結果、問題ないとわかると、愛着が増大する傾向にあるといったこともいわれている。

いずれにしろ、母親の子どもに対する愛着は子どもが胎児のときから次第に形成されていくが、胎児期の愛着が出産後の母親の子どもに対する愛着とどのような関係にあるかなど、まだ明確となっていないことも多い。

これまで、乳幼児期の子どもと養育者との関係を検討していくひとつの道筋として、愛着概念を取り上げその概略を述べてきた。次にこの時期の子どもの対人関係のあり方や行動を評価するひとつの指標として、子どもの気質の問題を取り上げることにする。

2　気質について

1　気質概念について

気質とは、早期に出現する体質に根ざした行動傾向であり、行動が遂行される一般的なパターンと考えられている。気質研究としては、トーマスら(273・274)によるニューヨーク縦断研究が有名なものであるが、彼らは気質を九つのカテゴリーからなるものとしている。すなわち、(1)活動性、(2)周期性、(3)接近あるいは逃避、(4)順応性、(5)反応の閾値、(6)反応の強さ、(7)気分の質、(8)散漫性、(9)固執性、である（表4）。このトーマスらの気質概念が今日一般にもっとも広く流布しているものであるが、その他にもいくつかの気質概念が存在している。バズらは、気質は遺伝に基づくものであり、かなりの安定性を有していると考えている。そして、(1)感情性（emotionality）、(2)活動性（activity）、(3)社交性（sociability）、(4)衝動性（impulsivity）という四つの局面から構成されるものと捉えている[13]。

乳幼児の気質を測定する方法としては、母親に対する面接、直接観察などの方法もあるが、評定尺度が広く用いられている。その中でももっとも有名なものは、キャリーら[38,39]によって作成された、トーマスらの九つのカテゴリーを測定するInfant Temperament Questionnaire（ＩＴＱ）およびその改訂版（ＩＴＱ－Ｒ）である。その他、ベイツら[14]によってInfant Characteristics Questionnaire（ＩＣＱ）なども独自に開発されている。

これらの測定尺度の妥当性については、多くの検討が加えられている。とりわけ、これらの尺度が乳幼児の行動そのものではなく、母親による子どもの認知を測定しているのではないかという疑問は多く出されており、ヴォーンら[281]は、ＩＴＱあるいはＩＴＱ－Ｒが乳幼児の気質とは直接関係のない、母親の種々の属性を測定している可能性を示唆している。しかし、多くの研究において、両親間、および、母親と観察者のあいだで尺度評定にある程度の一致が存在することが確認されており、これらの尺度に対する妥当性が認められている。

表4　気質的特徴のカテゴリー（原，1986-7 を一部改変）

活動性（activity level）	
	子どもの活動に現れる運動のレベル，テンポ，頻度，および活動している時間とじっとしている時間の割合．活発さの程度
周期性（rhythmicity）	
	食事，排泄，睡眠・覚醒などの生理的機能の周期の規則性の程度
接近・逃避（approach or withdrawal）	
	初めて出会った刺激——食物，玩具，人，場所など——に対する最初の反応の性質．積極的に受け入れるか，それともしりごみするか
順応性（adaptability）	
	環境が変化したときに，行動を望ましい方向へ修正しやすいかどうか，慣れやすさの程度
反応の閾値（threshold of responsiveness）	
	はっきりと見分けられる反応を引き起こすのに必要な刺激の強さ，感受性の程度
反応の強さ（intensity of reaction）	
	反応を強く，はっきりと表すか，穏やかに表すか
気分の質（quality of mood）	
	うれしそうな，楽しそうな，友好的な行動と，泣きやつまらなさそうな行動との割合
散漫性（distractibility）	
	していることを妨げる環境刺激の効果．外的な刺激によって，していることを妨害されやすいか，どうか
固執性（attention span and persistence）	
	この2つのカテゴリー（attention span と persistence）は相互に関連している．注意の範囲は，ある特定の活動にたずさわる時間の長さ．持続性は，妨害が入ったときに，それまでしていたことに戻れるか，別の活動に移るか

表5　気質類型（原，1986-7 を一部改変）

扱いにくい子（difficult child）
　①周期が不規則，②新しい場面では逃避的，③順応は遅い，④反応の表し方は強い，⑤気分は不機嫌
　以上の特徴のうち4項目以上が存在すること，かつ④が含まれていること，さらに①～⑤のカテゴリー得点のうち2項目が1標準偏差を上回っていること
時間のかかる子（slow-to-warm-up child）
　①活動性が低い，②逃避的，③順応は遅い，④反応は穏やか，⑤気分は不機嫌
　ただし，②または③が1標準偏差を上回っているときは，①，⑤を満たさなくとも「時間のかかる子」と判定する場合がある
扱いやすい子（easy child）
　「扱いにくい子」の特徴は2項目以内であること，しかもそれらのどの特徴も1標準偏差を上回らないこと
平均的だが扱いにくい子（intermediate-high child）
　「扱いにくい子」の特徴を4～5項目示すが，1標準偏差を上回るのが1項目のみ，または「扱いにくい子」の特徴が2～3項目でかつ1標準偏差を上回るのが2～3項目
平均的だが扱いやすい子（intermediate-low child）
　以上どこにも分類されないもの

2　気質の類型について

トーマスらは、気質的特徴の現れ方から乳幼児の気質を三タイプに分類している。すなわち、(1) 扱いやすい子ども (easy child)、(2) 扱いにくい子ども (difficult child)、(3) 時間のかかる子ども (slow-to-warm-up child) である。そして、扱いやすい子どもが約四〇パーセント、扱いにくい子どもが約一〇パーセント、時間のかかる子どもが約一五パーセントを占めており、残りの約三五パーセントはどのタイプにも属していないとされている。[247] 表5にさらに細分された気質類型とその判定基準を提示しておく。

ここで問題になるのは扱いにくい子どもである。扱いにくい子どもというのは、表5からも明らかなように、生活のリズムが不規則で、新しい状況に回避的で、順応性が低く、反応が強烈で、否定的な気分を呈しがちな子どもである。これらの子どもは母子関係に問題を生じやすく、後に行動障害を呈する可能性が高いといわれている。すなわち、トーマス

ら[275]は、三～五歳の年齢における「扱いにくい」気質は早期成人期の精神医学的障害と相関を有しているると述べており、ウォルキンドらは、生後四カ月の時点における「扱いにくい」気質は生後四二カ月の時点における行動上の問題を予測させると指摘している。[13]また、児童虐待が「扱いにくい」気質と関連していることも一般に認められており、混乱し、まとまりのない家族における「扱いにくい」子どもに、とりわけ虐待の危険性が高いといわれている。[26]また、もっとも「扱いにくい」子どもともっとも「扱いやすい」子どもが後に問題を呈しやすいという報告もみられる。

しかし、このような扱いにくいという概念については、妊娠中に不安が高く、依存的で衝動的な母親が子どもを「扱いにくい」と評定しやすいといった報告もあり、[281]その意義についてはさらに慎重な検討が必要である。また、気質が時間経過に対して不変であると考える研究者もいるが、多くの研究者は、気質は時間経過に対してある程度の安定性を有しているが、環境との相互作用によって変化しうるものととらえており、[36]「扱いにくい」気質についても、気質そのものが後に精神医学的障害を導くのではなく、環境との相互作用の中で、そのような気質が精神医学的障害に対して脆弱性を示すようになるという考え方が一般的である。[106]

3　気質における社会文化的側面

これまで見てきたように、乳幼児の問題を巡っては、社会文化的な視点が大きな役割を果たしてきた。このことは気質を巡る問題についてもいえることで、気質研究でも文化による差異が検討されている。たとえば、アメリカのボストンとケニアで乳児の夜間覚醒に対する母親の反応に著しい差異があることが指摘され、「扱いにくい」気質がケニアではボストンほど母親にストレスとならない可能性が指摘されている。[275] また、ド・フリース[62]は、マサイ族の乳児の追跡調査で、扱いやすい子どもの方が扱いにくい子どもより死亡率が高いと報告しており、望ましい気質という概念が、文化、環境的要因によって、変化しうることを示している。

日常、われわれは、非常に狭い地域文化的環境の中で治療実践、研究を行なっている。すなわち、われわれは時間的、空間的にきわめて限定されたローカルな問題に没頭することを要請されている。そのようなローカルな問題に取り組むことの重要性とともに、ときには時間的、空間的にグローバルな視点を持つことの必要性をも認識していることがこの領域にかかわるものとして重要であると思われる。

第4章　精神発達と環境

1　子どもの精神発達と環境

近年、児童虐待の増加や広汎性発達障害を巡る問題など、早期の子どもの情緒や発達にかかわる問題に関心が向けられており、人生早期の母子相互作用や脳機能の問題などについて研究が進められている。妊娠中の母体内の環境が胎児の発達に与える影響についてはよく知られており、これまで多くの指摘がなされてきている。

妊娠、周産期から乳幼児期にかけての子どもと環境の問題には、子どもの奇形や死亡に至るような重篤な障害から、より軽微で目立たないものまで多種多様なものが存在している。それゆえ、妊娠、周産期といった早期から、環境上の問題が子どもの精神発達にどのような影響を与えるかを検討することは、子どものメンタルヘルスを考える上で非常に重要なことである。

従来、氏か育ちか（nature or nurture）といった、環境と遺伝の二分法的な考え方が支配的であったが、近年遺伝子と環境は相互に関連しながら精神発達に関与していることが一般に認められるようになっている。それゆえ、このような視点から子どもの精神発達の問題を見ていくことが重要と考えられる。

2　妊娠期の環境と胎児の精神発達

1　脳の発達

ここではまず、脳の発達の概略について見ておこう。

脳の形成は妊娠数週間以内に始まり、青年期にまでわたる長い過程である。マッコネル[187]によると、脊椎動物の神経系の発達は三つの主要な段階からなっている。(1)神経管の誘導、(2)細胞の増殖と移動、(3)細胞の分化、である。まず、胎芽の外胚葉から原始的な神経管が形成される。神経管は妊娠二四日までに完全に閉鎖する。神経管が閉鎖すると、神経芽細胞（neuroblast）が急激に増殖し始め、妊娠六週までに神経管上部に三つの小胞が形成され、前脳、中脳、後脳となる。さらに、それらは五つの小胞に分化する。細胞増殖は原始的な脳室系を取り囲む増殖帯で行なわれるが、このような神経芽細胞の増殖はほぼ妊娠六週までに行なわれ、神経芽細胞は増殖帯を離れ、大脳皮質の所定の位置へと移動していく。最初に移動する細胞は大脳皮質のもっとも深い層を形成し、後に移動する細胞ほど大脳皮質の表面に位置するように移動していく[205・206]。その際、神経芽細胞はその所定の位置まで放射状グリア細胞（radial glial cell）によって導かれる。

これらの移動の過程は妊娠六カ月頃までに終わり、細胞の分化が始まる。すなわち、神経細胞は軸索突起や樹状突起を形成し、神経細胞相互の結びつき、シナプスを形成するようになる。このようなシナプス形成は妊娠後半から出産後にかけて活発に行なわれるが、その終了時期は脳の部位によって異なっている。

2　神経の可塑性と妊娠中の環境

先に述べたように、シナプス形成は妊娠後半から出産後に活発に行なわれるが、環境との相互作用を考える場合重要視されているのは、シナプスの過剰形成と刈り込みという現象である。たとえば、脳の視覚領域のシナプス形成は生後四カ月頃にピークに達し、その後、幼児期の終わり頃まで減少を続ける。また、前頭前野ではシナプス形成は生後一年近くまで増加を続け、その後刈り込みが青年期頃まで持続する。[206]

当初、過剰形成されたシナプス結合は一過性のものであり、それが生き残っていくためには、そのシナプスが使用されることによって、強化されていくことが必要である。そして、そのような強化を受けないシナプスは消失していくことになる。このようなシナプスの形成と刈り込みには子どもの経験が大きな役割を果たしているのであり、シナプスの過剰形成と刈り込みといったメカニズムによって、その個人の経験が脳の構造と機能の中に組み込まれることになるのである。[206]

もちろん、このようなシナプス結合形成の過程は出産後の体験にその多くを因っていることは事実であるが、妊娠中から胎児と母体環境とのあいだで生じているかかわりを取り込みながら起こっているのである。

3　妊娠中の母親のストレスと脳の発達

ここではさらに、妊娠中の母親のストレスが、胎児の脳の発達に与える影響について述べておこう。ルーら[174]は、妊娠中に中度から重度のストレスを受けた母親とストレスを受けなかった母親の新生児について頭囲を比較し、ストレスが胎児の脳の発達を障害したとしている。そして、副腎皮質から分泌されたグルココルチコイドが胎児の脳の発達を障害した可能性を指摘している。ルー[173・174]は、心理社会的要因が胎児の脳の発達に与える影響について検討を行ない、「胎児ストレス症候群 a fetal stress syndrome」という名称を提唱している。この症候群は、(1) 胎児の発育低下、(2) 妊娠期間の短さ、(3) 神経系の発達障害、からなるものである。

このように、妊娠中の母親のストレスが視床下部－下垂体－副腎皮質系を過活性状態にさせることによって、胎児の脳の発達をさまたげることは動物実験によっても指摘されている[77]。ファメリら[77]は、妊娠中に副腎皮質の過活動にさらされた母ラットの子どもが成人に達したときに、子どもの視床下部－下垂体－副腎皮質系の機能がどのようになっているか、について検討を行なっている。その結果、妊娠中に副腎皮質の過活動にさらされなかったコントロール群に比べて、対象群では、副腎皮質が変性していることを示唆する所見が認められた。さらに対象群では、ベイシックな血漿コルチコステロンレベルはコントロール群より高かったが、ストレス刺激にさらされた場合コントロール群よりもコルチコステロンが低いレベルにまでしか反応しなかった。また、成人になった時点での脳内モノアミンに有意な差異が認められた。これらのデータから、妊娠中の雌ラットが副腎皮質の過活性にさらされることにより、胎内の仔ラットの視床下部‐下垂体‐副腎皮質系が永続的な影響を受けたとしている。

4　妊娠中の環境と子どもの障害

これまで、妊娠中の環境と胎児の精神発達について述べてきたが、胎児期にさまざまな環境要因に暴露されることによって、流産や奇形等の問題が発生しうる。それらの要因については多くのものがすでに知られているが、その中には予防が可能なものも含まれている。今後わが国でもさらに問題となってくると思われるものにはアルコール、薬物などの物質乱用の問題がある。この問題はアメリカ等ですでに大きな社会問題となっており、さまざまな研究と対策が講じられている。

これまでは薬物乱用については、アルコールとコカインの問題に主として焦点が当たっていた。しかしここでは、アルコールの問題とオピオイド薬物の問題に触れておきたい。

まず、妊娠期におけるオピオイド薬物乱用と早期の子どもの発達に対する影響について述べる。オピオイド薬物は薬理学的にモルヒネに関連した薬物である。オピオイドは容易に胎盤を通過し、胎児に影響を与える。胎児に対するオピオイドの影響として、低体重と頭囲の減少が知られている。出産後一、二日以内に、薬物の退薬症状を示す。その症状は中枢神経系、自律神経系の非特異的な機能障害である。具体的には、睡眠障害、反射の亢進、けいれん、食欲低下、嘔吐、下痢、脱水、あくび、くしゃみ、発汗、発熱、呼吸数上昇などである。新生児期におけるこれらの退薬症状は最初の一ヵ月で急速に減少し、臨床的に意味のあるものではなくなる。新生児期を越えて、行動上の微妙な問題が持続するのか、あるいは発達過程で新たな問題が生じてくるのかは、まだよくわからない問題である[110]。

一方、妊娠中におけるアルコール乱用の問題は胎児アルコール症候群（Fetal Alcohol Syndrome）としてよく知られている。しかし、妊娠中のアルコール乱用がすべて胎児アルコール症候群となるわけではなく、アルコール飲酒の極端な例と考えられる[267]。胎児アルコール症候群は、子どもの母親が妊娠中アルコール乱用をしていた既往があり、胎児に身長、体重の発育不全があり、さらに胎児は特有の顔貌（短眼瞼裂、中顔面（midface）の低形成、平らで長い鼻唇溝、そして薄い上唇）を有しており、小頭症や、発達の遅延、過活動、学習の障害、知的欠陥、けいれんなどの中枢神経症状の表れが認められる。

胎児アルコール症は、アメリカでは精神遅滞の第一の原因として知られている。しかし、胎児アルコール症の長期的予後については、これまでのところ余り明らかにされていない。ストライスグスら[267]は初診後五〜一二年後にフォローアップ検査を行ない、その長期的な経過を報告している。それによると、思春期の開始時期は正常範囲内であった。また、その特徴的な顔貌は年齢とともに目立たなくなっていった。対象児の平均知能指数は六八であった。なかでも数学のできなさが特徴的であった。胎児アルコール症者の生物学的な母親の六九パーセントがすでに死亡しており、その多くはアルコールに関連した疾病によるものであった。このデータからは、胎児アルコール症の長期経過はかなり悲惨なものといえるであろう。

大量のアルコール飲酒による胎児への影響は、少量のアルコール飲酒者の影響と区別しないで評価されることによって、その影響が薄められる可能性がある。また、アルコールを服用する頻度だけでなく、短期間に大量のアルコールを飲用することによって、アルコールの血中濃度が高まり、同じ量のアルコールを長時間かけて飲んだときに比べて、神経、行動障害がひどくなる可能性が考えられている。[136]

3　乳幼児期の環境と精神発達

前節では、妊娠、周産期における脳の発達と環境の相互作用について述べてきた。このような脳の発達と環境との相互作用は胎児が出産を経験し、乳児となった後も母子関係を中心により複雑な形で、展開されていく。ここでは、出産後の環境と精神発達の問題についていくつかの話題を取り上げることにする。

1　乳幼児期の環境と脳の発達

ここではまず、乳幼児期の環境と脳の発達の関係について動物を用いた研究のいくつかを紹介する。ヤングら[299]は、生後三週目のラットを回転する車輪や、トンネル、迷路、巣作りの材料などを備えた豊かな環境で三週間飼育したものを、通常の環境で飼育したラットと比較した。その結果、豊かな環境で飼育されたラットは、海馬の歯状回の顆粒細胞の細胞生成が増大しており、顆粒細胞層が対照群のラットより一五パーセント増大していた。さらに、豊かな環境で飼育されたラットでは、神経生成だけでなく細胞死（apoptosis）が対照群に比して有意に減少しており、そのことも顆粒細胞層の増大に貢献していることが示唆された。さらに、豊かな環境で飼育されたラットには対照群のラットと比べて外的な脳損傷による神経細胞の死滅を防止したり、けいれんに対する抵抗性が高く、けいれんによる神経細胞の損傷を防止したりする作用があることが示されている。

また、生後二一日から豊かな環境で飼育された成人マウスの研究でも海馬の歯状回で顆粒細胞が対照群に比較して一五パーセント増加していることが明らかにされたが[148]、豊かな環境がどのようなメカニズムで顆粒細胞の増大という結果をもたらしたかについては不明であるとされている。

このように、出産後の環境の違いが成長後の行動や身体機能に持続的な影響を与えることが知られているが、こうした研究にしばしば用いられる動物実験の方法にハンドリングという手法がある。ハンドリングというのは、生まれた子どもを巣から取り出し別の環境に三〜一五分間置いた後、もとの巣に戻し母親と再会させるものである[34]。自然の状況ではラットは暗く静かな小さい巣の中で成長しており、そこでの主要な刺激は母親と兄弟からのそれに限られる。そのような状況でハンドリングは子どもに新しい刺激を与えることになると考えられる。だがハンドリングの効果についてはいくつかの考え方があり、人間によるハンドリングが母親の子どもに対する行動を変化させ、それがハンドリングの効果を引き起こしているという考え方もある。しかし、ハンドリングは母親からの分離体験を目的にしたものではない。というのは、母親は日常的に二〇〜二五分間巣から離れており、子どもは母親からのこの程度の分離を日常的に体験しているからである[34]。このハンドリングという操作を受けたラットは、ストレス状況下で恐怖反応を示すことが少なく、視床下部‐下垂体‐副腎皮質（ＨＰＡ）系の反応も抑制されているという報告が見られる[34]。

プロツキーら[222]は、生後二日から一四日にかけてラットにハンドリングを実施した群（H群）と、ハンドリングを実施したが、その際の母親との分離時間が一八〇分と長かった母親分離群（MS群）、ハンドリングを実施しなかった群（NH群）について成長後にストレス刺激に対するHPA系の反応を調べた。その結果、視床下部の corticotropin-releasing factor（CRF）mRNAレベルは、MS群がH群、NH群より有意に高く、さらにNH群はH群より有意に高値であった。そして、血中コルチコステロンレベルはH群がNH群やMS群に比べ有意に低かった。すなわち子どもの時期にハンドリングを受けたH群においては、ストレス下においてHPA系の反応が抑制される傾向にあることが示された。

このように、乳幼児期における環境的要因とのかかわりが生物の脳の形成に長期的変化をもたらし、生物の行動に永続的な変化を生み出すことが明らかとなってきた。ここではもう少し、この点について触れることにする。

アナンドら[9]は、出産時における子どもに不利な経験が脳の発達過程を変化させ、異常な行動の素因を植え付けるかもしれないとしている。

ジェイコブソンら[134]は、四一二名の自殺者を二九〇一名の対照群と比較検討し、成人期における自己破壊的行動が周産期の外傷的出来事と関連があることを示した。彼らによると、ある行動パターンが出産時に個人に刷り込まれると、通常生涯の大部分のあいだはその行動はマスクされたままであるが、極端なストレス下でその行動の引き金が突然ひかれるかもしれないと述べている。さらに彼ら[135]は、乳児に疼痛体験を引き起こすような周産期の出来事が激烈な形で遂行される自殺のリスクファクターになることを指摘している。また、ソークら(236)は、妊娠期のケアの欠如、妊娠期の母親の慢性疾患、新生児期の呼吸障害などが青年期における自殺のリスクを増大させるとしている。

ここでは、周産期の不利な体験がその後の自殺の危険因子になることを示すいくつかの研究を取り上げて概説した。先に述べた動物実験の結果やこれらの研究の結果から、新生児期早期の子どもと環境の相互作用が脳の発達に影響を及ぼし、成人期の行動を規定していることが次第に明確にされてきている。

2　言語の発達と環境

すでに述べたように、出生時には、子どもの神経細胞は完成した状態となっている。しかし、シナプス結合の大部分は出生後に形成される。シナプスは出生後に急激に増加し、部位によって異なるが三歳頃までにピークに達する。しかし、その後シナプスの刈り込みが行なわれ、使われないシナプスは消失していく。そして、早期乳幼児期の子どもの経験は、この過程を通して、脳の形成に大きな作用を及ぼすのである。しかし、シナプス結合の可塑性は年齢とともに次第に減少していく。

シナプス形成とその消失の時期とに密接に関連しているものに言語習得の問題がある。言語の獲得にとって生後数年間が非常に重要な時期であることは一般に周知の事実である。生後六カ月以内の子どもが、母国語に含まれる音素を次第に聞き分けるようになるのに対し、それ以外の音素を聞き分ける能力を失っていくことが明らかにされている(151)。たとえば、日本語では〝r〟と〝l〟の音素が区別されないため、日本人の子どもではこれらの音を区別できなくなっていく。

このような問題は言語習得の臨界期の問題と関係しているのであろう。すなわち、言語の習得は人生早期には容易になされるが、高校生や大学生になって別の言語を習得しようとすると、文法やアクセントを完全にマスターすることは困難となる。人生早期における言語の習得とその後における言語の習得は別のメカニズムでなされていると考えられ、キムら[152]によると、PETを用いた研究で、二つの言語を人生早期から同時に学習しはじめた人は、いずれの言語活動も脳の同じ部位で行なわれているが、第二言語をヤングアダルトになって習得した人は、それぞれの言語活動が別の脳の部分で行なわれているという。

言語習得の問題は、脳の機能が言語環境との相互作用によって決定され、その可塑性は乳幼児期においては高いが、年齢が高くなるにつれて低下し、乳幼児期とは同じメカニズムでは言語学習が困難になることを示している。

これまで、周産期から乳幼児期における環境のかかわりと子どもの精神発達の問題についていくつかの話題を取り上げて述べてきた。ここで取り上げたもの以外、子どもの愛着と右脳の関係など興味のある問題があるが、この点については *Infant Mental Health Journal* 誌に総説が発表されている[245]。また、母親の抑うつと母子相互作用の問題は乳幼児精神医学の重要な課題であるので、章を改めて述べることにする。

今日、生物学的研究の発展により、環境と脳の発達との密接な関係が次第に明らかとなりつつある。今後、乳幼児精神保健の臨床においてこれらの成果が実りあるものとなることを期待したい。

第5章　乳幼児の診断

乳幼児期という早期の子どもについてどのような診断分類が存在するのだろうか。乳幼児期は、子どもと養育者のかかわりが密接であり、子どもの精神医学的問題も単に子どもだけの問題として捉えることは困難であり、子どもと養育者との関係性の中で捉えることが必要になってくる。つまり、子どもの精神医学的診断は子どもの問題行動だけを考慮したのでは、適切にはなされないことになる。ここに、乳幼児期の診断分類の複雑さが存在している。

まず最初に、これまで発表されている乳幼児期の診断分類のいくつかを見てみることにする。

1　乳幼児期の診断の実際について

1　いくつかの従来診断について

従来、乳幼児期の診断分類についてはあまり関心を向けられることはなく、これまでいくつかの試みがなされているに過ぎない。ここではそのうちいくつかを例として挙げることにする。

表6にクライスラーら[160]による乳幼児期の診断分類を示した。この表にはあまり聞き慣れない病名が並んでいるが、なかでも注目されるのが、心身医学的な診断名が多く見られる点である。これには著者らが乳幼児の心身医学的問題に関心を持っているという事情が関連していると考えられる。しかし、これらの診断名は一般的に認められるものとはなっておらず、試案の域を出ないといえる。このほかには、コール[35]による診断分類も発表されており、愛着障害に多くのスペースを割いている（表7）。しかし、その愛着概念は非常にわかりにくいものであって、クライスラーらの診断分類と同様に一般的に承認されるものとはなっていない。

2　DSM-IV

次に、国際的な診断基準としてもっとも一般的なDSM-IVを見てみよう。

DSM-IVで幼児期から小児期、青年期における精神障害として挙げられているものは以下の通りである。

通常、幼児期、小児期または青年期に初めて診断される障害

・精神遅滞
・学習障害——読字障害、算数障害、書字表出障害、特定不能の学習障害
・運動能力障害——発達性協調運動障害

表6　乳幼児期の臨床的分類（クライスラーら，1983）

Ⅰ．身体的表現
　1．精神身体的病理
　　1）神経学的障害
　　2）睡眠障害：不眠，過眠，夜驚症
　　3）栄養障害：食欲不振，気まぐれな食事
　　　a）運動障害：咀嚼の欠如，一次的嚥下の持続
　　　b）栄養摂取の偏奇：食糞症，土食症，食毛症，異食症，過食症，飲水狂
　　4）消化障害：嘔吐，反芻，周期性嘔吐症，新生児疝痛，腹痛，大腸炎，直腸結腸炎，胃十二指腸潰瘍
　　5）排泄障害：便秘，心因性大腸，下痢
　　6）呼吸器障害：喘息，息止め発作
　　7）皮膚障害：湿疹，じんま疹，脱毛症，乾癬
　　8）一般的症候：成長障害（心因性小人症），栄養不良，肥満，アレルギー状態，感染の反覆
　2．転換症状
　3．異常行動の身体的結果
Ⅱ．発達障害
　1．全汎性障害：遅滞，不均一，早熟
　2．選択的あるいは部分的障害：
　　1）精神運動性：身体軸，移動，把握
　　2）言語
　　3）適応（無生物体に対する関係）：興味の欠如，過剰な愛着，異常な性質の移行的活動と遊び
　　4）社会的発達（人に対する関係）
Ⅲ．運動表現
　1．全汎性障害：過活動，興奮，焦燥，無関心，不活発
　2．複雑な活動（神経性習癖）：
　　1）自体愛的および自己攻撃的行動：強迫的，指しゃぶり，マスターベーション，自傷，歯ぎしり
　　2）律動的活動：ロッキング，頭部運動，点頭痙縮
　3．常同運動
　4．けいれん
Ⅳ．心的表現
　1．欠陥症候
　　精神遅滞
　2．感情障害
　　抑うつ
　　興奮あるいは無関心
　　不安定な気分，感情反応の欠如
　3．恐怖症
　　物体に対する恐怖，人に対する恐怖
　　食物恐怖，排泄恐怖
　4．精神病

（表７つづき）

E．愛着障害，共生型
1．一次性――母親の病理により，早期の母子の共生状態が後期乳幼児期（18カ月を越えて）まで持続するもの
2．二次性――ある程度の分離が確立された後に，乳幼児期の共生状態が再び生じるもの
3．部分的共生――ある身体器官や部分，ある機能に限定された母子の共生状態

VI．親子関係の障害
A．乳幼児期における相互関係の不調和
B．サド・マゾヒスティックな関係
C．権力闘争
D．親による無視
E．親の剝奪
F．親による搾取
G．親による虐待

VII．乳幼児期の行動障害
乳幼児易刺激性症候群，乳幼児期の注意障害，睡眠問題など

VIII．環境障害（健康な乳幼児の適応能力を越えた）
A．胎児期の環境障害
胎児アルコール症候群，RHあるいはABO感作，風疹など
B．周産期の環境障害
麻酔効果，バルビツレイト中毒，外傷的出産による急性脳症候群
C．出生後の養育における一次的欠陥
施設児，遺棄児
D．医原性障害
1．不適切な，あるいは誤解された医学的ケアや両親に対するアドバイスによる二次性のもの
2．不適切な，あるいは誤解された心理的ケアや両親に対するアドバイスによる二次性のもの
3．両親に対する不十分な，あるいは不適切な教育的アドバイスによる二次性のもの

IX．遺伝的障害
A．表現型の表れを伴うもの
B．表現型の表れを伴わないもの
C．子どもへの遺伝を伴わない家族におけるもの

X．コミュニケーション障害
A．言語発達遅滞
B．言語発達の退行
C．正常言語と交互する言語退行の時期
D．行動上の困難さと関連した言語問題
E．自閉症児にみられるような慣習的でない統語法
F．双生児言語あるいはその他の特有な言語パターン
G．言葉の制止
H．言葉の代わりに身振りを用いること
I．言語の使用にみられるような象徴機能の不全あるいは遅滞

表7　乳幼児精神障害の診断分類体系試案（コール，1983）

I．健康な反応
- A．発達的危機：乳幼児の健康な反応の一部としてみられ，通常一過性．8カ月不安，分離不安，正常な再接近危機など
- B．状況的危機：正常な発達過程で，不安過剰の両親とのかかわりや，平均的に予期される環境的ストレスに対する乳幼児の反応の中で生じる

II．反応性障害

ストレスとなる出来事に対するより重篤で遷延化した反応．

養育者からの外傷的な分離，犬の咬傷，親の死，病気，入院，外傷的な診断手技など．

III．発達の偏奇
- A．成熟パターンの偏奇：脳や身体的機能に証明しうる欠陥のない発達障害．緩徐な運動および言語発達，自閉症，環境による遅滞，言葉の遅れ，幼児期発症の広汎性発達障害など
- B．脳の構造や機能の障害を伴った発達障害．

  ダウン症候群，けいれん性障害など
- C．中枢神経系の構造や機能に欠陥のない，身体疾患や身体的ハンディキャップを伴った発達障害．

  盲，聾，関節彎曲症，先天性心疾患，腎疾患に伴う発達障害など

IV．精神生理的障害

気管支喘息，湿疹，消化性潰瘍，反芻，神経性嘔吐，肥厚性幽門狭窄など

V．愛着障害
- A．早期乳幼児期の一次性愛着障害
  1．器質的原因のない発育不全を伴うもの
  2．適切な身体発育を伴うもの
  3．母乳栄養の乳児における誤った哺乳技術，乳首の問題，そして／あるいは不適切な母乳供給による器質的原因のない愛着障害と発育不全
- B．愛着障害，慢性型
  1．中期乳幼児期（6カ月〜18カ月）に及ぶ，認め難い，あるいは，わずかな症状を伴うもの
  2．中〜後期乳幼児期に，母親代理あるいは重要な補助的母親役割人物を失うことによるもの――愛着障害，依存型と重複しうる
- C．愛着障害，依存型――6カ月以降の発症
  1．古典的，純粋型
  2．母親の抑うつ，精神病，身体疾患，引っ越し，生活環境の変化，離婚，死，家族の重病などにより母親と実際に別離した後，母親的人物の心理的不在によるもの
  3．母親代理あるいは補助的な養育者の喪失によるもの
- D．食物の拒否を伴う愛着障害――8カ月以降の発症

・コミュニケーション障害――表出性言語障害、受容－表出混合性言語障害、音韻障害、吃音症、特定不能のコミュニケーション障害
・広汎性発達障害――自閉性障害、レット障害、小児期崩壊性障害、アスペルガー障害、特定不能の広汎性発達障害
・注意欠陥および破壊的行動障害――注意欠陥／多動性障害、行為障害、反抗挑戦性障害、特定不能の破壊的行動障害
・幼児期または小児期早期の哺育障害――異食症、反芻性障害、幼児期または小児期早期の哺育障害
・チック障害――トゥレット障害、慢性運動性または音声チック障害、一過性チック障害
・排泄障害――遺糞症、遺尿症
・幼児期、小児期または青年期の他の障害――分離不安障害、選択性緘黙、幼児期または小児期早期の反応性愛着障害、常同運動障害、特定不能の幼児期、小児期または青年期の障害

通常、幼児期、小児期または青年期に初めて診断される障害は以上に述べたものである。これらの診断分類を見ると、発達障害圏に属する障害については比較的まとまっている印象を受ける。しかし、それ以外の項目に関しては十分に検討されていないように思われる。もちろん、ここに挙げられている診断項目以外にも、成人期に見られる診断項目に該当するものがあれば、それらを随時使ってよいことになっている。しかし、それにしてもこのような診断分類では乳幼児期の子どもの問題を適切に

カバーできるとは思えない。つまり、この時期の精神医学的診断についてはさらに推敲が必要と思われる。そのような流れの中で、乳幼児期の診断基準についてさらに専門的な立場からの取り組みが見られるようになってきた。次にその試みのひとつを挙げることにする。

3　乳幼児の行動評価（DC：0－3）

Zero to Three（以後DC：0－3）は、正式には『精神保健と発達障害の診断基準――〇歳から三歳まで――』という題名で、National Center for Infants, Toddlers, and Families によって出版された乳幼児期の精神医学の診断基準についての試案である。この診断分類は乳幼児精神医学の専門家が集まって作成されたものであるが、現在も症例を収集中であり、それによって診断分類も変わっていく可能性を有するものである。しかし、この分類は乳幼児精神医学の専門家が集まって作られたものであり、現在のところもっともまとまったものということができるであろう。

ここではまずどのような診断基準か、その概略を見ておこう。

DC：0－3は、以下の五軸から構成されている。

第一軸は一次診断、第二軸は関係性障害の診断、第三軸は医学的、発達的障害と状態、第四軸は心理社会的ストレス因子、第五軸は機能的情緒発達水準、である。ここでは、診断の主要な側面である第一軸と第二軸について紹介することにする。（しかしここでは診断名だけを挙げておく。詳細については翻訳が出版されているので、それを参照されたい。）

第一軸は一次診断であり、障害のもっとも顕著な特徴を表しているものである。表8のような診断

表8 DC:0-3の主な診断基準

第1軸	600. 摂食行動障害
100. 心的外傷ストレス障害	700. かかわりとコミュニケーションの障害
200. 感情の障害	マルチシステム発達障害
201. 乳幼児期と小児期早期の不安障害	701. パターンA
202. 気分障害：長期化した死別／悲哀反応	702. パターンB
203. 気分障害：乳幼児期と小児期早期のうつ	703. パターンC
204. 感情表出の混合性障害	第2軸 関係性障害の分類
205. 小児期の性同一性障害	901. 過剰な関係性
206. 乳幼児期の反応性愛着剝奪／不適切な養育障害	902. 過小な関係性
300. 適応障害	903. 不安／緊張
400. 統制障害	904. 怒り／敵意
401. タイプ1：過敏	905. 混合性の対人関係障害
402. タイプ2：過小反応性	906. 虐待的
403. タイプ3：運動の不調和，衝動性	906a. 言語による虐待
404. タイプ4：その他	906b. 身体的な虐待
500. 睡眠行動障害	907c. 性的な虐待

が挙げられている。

それではDC：0－3の特徴としてはどのようなものが挙げられるのであろうか。

DC：0－3の診断的枠組みは五軸からなっており、DSM－Ⅳなどにならっているように見える。しかし、一見した印象とは異なり、DSM－Ⅳなどの診断基準と同様の枠組を作ることを意図したものではない。むしろ、DC：0－3は、DSM－Ⅳなど既存の枠組みを補うことを目的にしており、そのためすべての種類の発達障害やメンタルヘルスの障害を含めようとはしていない。それゆえ、より適切な診断があれば、DSM－Ⅳなどの診断基準を用いてもよいことになっている。

しかし、先に述べたように、DSM－Ⅳの乳幼児期の診断に関する記述はきわめて不完全なものである。ここでは、これまでの診断基準と比較してDC：0－3に特徴的と思われる点をいくつか挙げておく。

まず最初に、統制障害というこれまであまり聞き慣れない診断名が採用されていることである。しかし、これは何も唐突に現れたわけではなく、すでに、ミンデら[193]の *Infant Psychiatry* にこれと類似した概念が行動組織化障害として採用されている。

統制障害は、乳幼児期と小児期早期に明確になる障害で、行動と生理、感覚、注意、運動、情緒のプロセスを統制することや、落ち着いた、注意深い、情緒的に好ましい状態を組織化することが困難である。行動上の症状に加え、以下の特徴のうち、一つの感覚、感覚－運動、または処理の困難を伴うものである。(1) 大きな音あるいは高音、低音への過剰反応性、あるいは過小反応性、(2) 明るい光や新奇で強い視覚的イメージへの過剰反応性あるいは過小反応性、(3) 触覚的防衛と／あるいは口腔部の過敏性、(4) 筋緊張低下と口腔部の接触過敏性によって影響される口腔運動の困難または不協調、(5) 接触や痛みに対する過小反応性、(6) 重力に対する不安定性、(7) においに対する過剰あるいは過小反応性、(8) 温度に対する過剰あるいは過小反応性、(9) 筋緊張と筋肉の安定性の低下、(10) 運動計画能力の質的欠陥、(11) 運動活動を調節する能力の質的欠陥、(12) 微細運動能力の質的欠陥、(13) 聴覚－言語処理の質的欠陥、(14) 構音能力の質的欠陥、(15) 視覚－空間処理能力の質的欠陥、(16) 注意、注目する能力の質的欠陥。

このような統制能力の障害が、睡眠あるいは摂食の問題、行動制御の困難、恐怖や不安、会話と言語発達の問題、そして一人であるいは他児と遊ぶ能力の障害などの形で乳幼児期と小児期早期の子どもに現れる。

これらの問題はこれまでさまざまな領域の問題として分類されていたが、ここでは統制能力の障害としてひとつにまとめられている。今後、このような障害概念がわれわれの臨床に有用であるかどうか、検討が必要であろう。

次に、マルチシステム発達障害という診断項目もDC：0－3に特有のものである。DSM－III－RやDSM－IVにおいて、自閉性障害の概念が拡張され、自閉性障害のすべての基準を満たしているわけではない子どものために「特定不能の広汎性発達障害（PDD－NOS）」という診断項目を含むようになっている。広汎性発達障害という概念は、関係性の障害を一次的で、比較的永続的な障害と捉えている。それに対して、ここで提唱されているマルチシステム発達障害という概念は、幼い子どもにはかかわりに関するさまざまな程度の問題が見られるかもしれないが、それらはかかわりの一次的欠陥とは必ずしも連続線上にあるわけではないという考え方に基づいている。つまり、非常に幼い子どもに焦点を当てているDC：0－3では、DSM－IVの広汎性発達障害に加えてマルチシステム発達障害という概念を提唱することによって、コミュニケーションと運動、感覚処理に顕著な障害を示すが、かかわりにおいて、親しさや近しさのある程度の能力や潜在力を示す子どもにこの診断を考慮すべきであるとしている。

このように、DC：0－3は、マルチシステム発達障害という概念を提唱することによって、広汎性発達障害の概念を拡大することに慎重な態度を示している。

さらにDC：0－3の特徴として第二軸に関係性障害という項目を掲げている点を指摘することができる。

乳幼児期の精神医学的問題を考える場合、子どもと養育者の関係性を視野に入れることの重要性は従来から指摘されているところである。しかし、関係性の問題を診断名として提示することは意外に難しい。ＤＳＭ－Ⅳでは、反応性愛着障害という診断名が存在するが、この概念には批判も存在している。[23] ＤＣ：０－３では、関係性障害という診断を独立させ、過剰な関係性、過小な関係性、怒り／敵意、混合性の対人関係障害、虐待的な関係性を区別している。今後、乳幼児の診断では、第一軸の診断だけでなく、第二軸の関係性の診断が子どもの認知的、情緒的発達にどのような意義を持っているかを検討することが必要である。

最後に、ＤＣ：０－３の特徴のひとつとして挙げてよいと思われる点は、乳幼児期の診断基準として、性同一性障害が含まれている点である。同様の診断基準は、ＤＳＭ－Ⅲ－Ｒにおいても「通常、幼児期、小児期または青年期に初めて明らかとなる障害」に含まれていたが、ＤＳＭ－Ⅳでは除かれている。われわれとしても、性的同一性の障害がすでに乳幼児期から始まっていることを十分に認識はしているが、日常臨床でこのような問題に出会うことはまれであり、臨床家の感覚としては、乳幼児期の診断基準として性同一性障害が含まれることに若干の違和感を覚えるのではないだろうか。

4　ＤＣ：０－３の改訂

ＤＣ：０－３は乳幼児の診断基準として注目されているが、その後もさらに検討が加えられ、最近改訂版ＤＣ：０－３Ｒが発行された。新しい版における修正点についてここでは簡単に触れておく。

ＤＣ：０－３Ｒは二〇〇五年に発行されたが、ＤＣ：０－３と大きくかわってはいない。その中でも大きな変更点としては、「205　小児期の性同一性障害」を削除したことが挙げられる。DC：0－3を用いたこれまでの欧米での研究で、小児期の性的同一性が分類としてのエビデンスを得られなかったことに基づいている。

さらに別の大きな変更点としては、「500　睡眠行動障害」と「600　摂食行動障害」について、RDC－PAの診断基準を組み込んだことが挙げられる。[271] RDC－PA（Research Diagnostic Criteria-Preschool Age）は、アメリカ児童青年精神医学会が二〇〇三年に発表した就学前の子どもに対する研究用診断基準であり、就学前の年齢の子どもの精神障害研究の妥当性研究の進歩をめざして、明確な診断基準の作成を目的として開発された。

また、DC：0－3に特徴的な診断項目であった「710　マルチシステム発達障害」は、二歳以下の年齢に限って、コードされることになった。マルチシステム発達障害は、「700　かかわりとコミュニケーションの障害」の下位カテゴリーであるが、かかわりとコミュニケーションに障害がある場合、DSM－IVなどでは広汎性発達障害と診断される。DC：0－3発表以降の研究により、二歳以降では、自閉症スペクトラム障害として同定することが可能であると示されたため、その場合には、特定不能の広汎性発達障害や自閉性障害と診断するのが妥当であると考えられたからである。

このように、欧米では、DSM－IV等では十分取り上げられていない乳幼児の診断基準を作成する試みが熱心に行なわれているが、わが国ではまだそのような試みはほとんどなされていない。今後、この方面にも関心が向けられることを期待したい。

これまで、乳幼児期の精神障害について、いくつかの診断分類を紹介してきた。しかし、いずれも試案的なものが多く、まだ纏まったものはできてはいない。その中でもDC：0－3およびDC：0－3Rは乳幼児精神医学の専門家が協力して、診断分類を作成しているもので、将来より整備されることが期待される。そして、われわれも積極的にそのような活動に関与して行き、われわれの方からも情報を発信していくことがこの領域の発展のために必要と考えられる。

次に、身体症状を呈した幼児の一例を呈示し、両親と子どもの関係性の障害が治療場面でどのように取り扱われるか、具体的に述べることにする。そうすることによって、乳幼児精神医学の臨床の実際を把握しやすくなると思われる。

2　症　例

周期性の嘔吐を繰り返し、その背後に両親との関係性の障害が推測された症例である。

症例は周期性ACTH－ADH放出症候群（syndrome of periodic ACTH and ADH discharge）といわれるもので、わが国の佐藤らによって一九八〇年代初期に報告された[239・240]。症状としては、特別な器質的病変や外的誘因なしに一定の周期で頻回の嘔吐、高血圧、精神病的うつ状態あるいは傾眠発作を長期間にわたって反復する疾患である。発作中に特徴的に見られる所見としては、副腎皮質刺激ホルモン（adrenocorticotropic hormone：ACTH）および抗利尿ホルモン（antidiuretic hormone：ADH）の異常放出が見られるというものである。それに対し発作間歇時には、何ら身体的異常は見い出されないのが一般的である。この症候群は、病因的には周期性嘔吐症（cyclic vomiting）に近いものと考えられている。

（なお、本書に挙げる症例はすべて、匿名性に配慮し、筆者が部分的に創作・混合したものである。）

症例はAちゃん、女児。X年九月生。親と子どもの心療科初診時四歳七カ月である。主訴は嘔吐であった。

家族は父親三三歳、会社員、母親三三歳、専業主婦。姉八歳、兄七歳、本児の五人家族。

〔現病歴〕　三歳時の四月一四日に頻回の嘔吐が出現し、四月一四日から四月二〇日までB病院入院。その後、同年五月六日から一七日と、同年一〇月二日から一〇日と嘔吐のためB病院に入院している。三回目の入院の際に周期性ACTH－ADH放出症候群と診断されている。その後、頻回に嘔吐発作を繰り返し、さらに二年後の四月までのあいだに入院を合計一二回繰り返している。当初入院期間は一週間程度であったが、四歳時の七月頃より入院期間が長くなり、一カ月から四カ月程度になっている。

この間、治療的には、各種抗てんかん薬、精神安定薬などが試みられたが、治療効果は得られなかった。

嘔吐の周期はまちまちであったが、就寝前は元気であったのに、朝になると、突然嘔吐しはじめることもあった。嘔吐は多いときで一日六〇～七〇回見られたが、発作初日が多くて、徐々に減少し、四～五日で回復するというのがだいたいの経過であった。嘔吐が始まると、三日ぐらいはベッドで臥床し、口数も極端に少なくなるが、回復してくると、口数も増え、活動も活発になってくる。

発作が改善されないことや、子どものカウンセリングを家族が希望したため、名大病院小児科病棟に四歳時の四月に転院となった。

1　小児科での経過

嘔吐発作時には、各種薬剤が投与されたが、あいかわらず一〜二週間ごとに嘔吐が出現し、症状の改善は見られなかった。

他院での入院期間が長く、心理的に不安定であること、また、心理的な問題が嘔吐に関係しているかもしれないという可能性、および家族も心理的な治療を強く希望していたため、名大病院転院後すぐに親と子どもの心療科を受診した。

初回診察時は、患児を小児科病棟に訪室したが、Ａちゃんは点滴を受けており、父方祖母が付き添っていた。患児はこちらからの問い掛けにきちんと返事をし、「幼稚園は楽しいし、友達はいる」と述べていた。また、Ａちゃんは「母親とは仲がよい」といい、父親にも悪い印象を持っていないように思われた。

今後の治療方針としては、治療的関与と長期入院のストレス発散を目的に遊戯療法を週に一回実施し、並行的に母親面接を行なうことにした。

2　親と子どもの心療科における治療的かかわり

当初はＡちゃんが嘔吐発作を起こし、ベッドでぐたっとしていることがあり、遊戯療法は不定期になりがちであった。遊戯療法では患児は、次々とおもちゃを取り出してきては治療者に、「これ何？これ何？」と聞いてくるが、なかなかひとつの遊びに集中することはできなかった。そして、外で待っている母親のことを気にし、「お母さんは？」といって、遊戯療法室内から出ていこうとし、終了時間前に遊戯療法を終わることが多かった。

一方、母親面接では、患児が小さい頃、夫婦仲がよくなかったことがあり、患児がそれを感じていたかもしれない、母親自身に余裕がなく、子どもがまだ満たされないうちに離してしまった、今、甘えが出てきているのかもしれない、と語っていた。

五月頃より、外泊時に嘔吐を生じ、帰院することが多くなった。その点について六月一四日の母親面接で「外泊して次の日に発作が起こることがここのところ二回続いている。今日から外泊するのでまた発作が起こらないか心配している。普段は機嫌がいいが、調子が悪くなると、ぐたっとして、ものもいわなくなる」と母親は語っていた。

八月頃になると、Aちゃんのわがままが目立つようになり、母親に対する独占欲が強くなってきた。「何でもお母さん。お母さん、見て、見てという風」で、外泊すると母親にくっついて離れない。上の子が母親にくっついていると、じっとそれを見ているという状態が続いた。

そのような状態は、主治医と母親が話しているあいだにも見られ、患児は母親の側によってきて、母親の手に頬をくっつけたりしていた。その状態について、主治医は母親に、「Aちゃんは少し精神的に退行しているので、低年齢の子どもだと思ってAちゃんの要求は受け入れてあげるのがよいでしょう」と伝えた。母親は少しAちゃんの状態を理解できたようで、「そういうことですか」と納得していた。

ところで、これまでの治療で小児科的には薬物はいずれも有効といえず、手づまりの状態であった。そのため、八月一九日に主科を小児科から親と子どもの心療科に変更することになった。そして薬物は中止し、小児科は身体管理だけを受け持つことになり、親と子どもの心療科が中心となり治療を続けることになった。

その直後、八月二三日と三〇日の母親との面接で、夫婦間の問題が母親から語られた。

患児が二歳の頃、父親が外に女性を作り、母親はそのことを興信所を使って調べ、父親と別れる別れないの話になり、父親が怒って家を出ていったりした。それで、一時期夫婦が別居していたこともあった。最終的には、夫婦は和解することになったが、そのあいだ、子どもの前で喧嘩をして、母親が父親に殴られるのをAちゃんが目撃したりしていた。それで、Aちゃんにはお父さんは恐いというイメージが植え付けられていた。夫婦でやり直すことになったが、母親の気持ちとしては、父親と必ずしもしっくりといかないこともあった。夜友達から誘いがあると、気晴らしに飲みに出かけることもあった。そうすると、帰ってくるまで、Aちゃんは外に出て待っていた。出かけるときには「お母さん、どこ行くの？」「友達と遊びに行くんだよ」「いつ帰ってくる？」と聞いてくる。母親は「私がどこかに出かけると、いなくなってしまうのでないかという不安があったみたい。喧嘩を見ていたので、私がどこかに行ってしまうのではないかという不安があったのかなと思う」と語っていた。そのような状況の中で患児の嘔吐症状が起こってきた。

しかし、母親は、「父親も最近はだいぶ変わってきて、家のことも少しは考えるようになってきた」

と語り、夫婦間の問題も少しは乗り越えられてきていることが推測された。

このように、面接開始直後にそれとなく仄めかされていた夫婦間の葛藤が母親によって明らかにされ、患児の症状がこのような家庭内の緊張関係と関連があることが推測された。

この後、外泊中に嘔吐して早く帰院することもあったが、祖母はAちゃんが改善してきていることを報告した。「何かよくなったように見える」「元気にはなってきている。自転車に乗りたくて、自転車を持ってきてという」「前は寝るときもねんねこねんねことといって背中を叩いてやらないと寝なかったが、昨日はそんなことをしないで寝ていった。果物を食べるようになってきた。マスカットを食べさせたら、おいしいというので食べさせた。梨も食べた。今まで果物は恐くて食べさせられなかった」と述べていた。

一方、遊戯療法室では、途中で室外で待っている母親のところに行きたがることもあったが、時間内いっぱい遊んでも、もう少し遊びたがる様子も示すようになってきた。

さらに九月終わり頃から、外泊しても、嘔吐をすることが少なくなってきた。また、これまで母親はAちゃんに気を遣って接していたが、次第にAちゃんに自然な感情を出せるようになり、Aちゃんがわがままをいうと、母親が怒る様子も見られるようになってきた。

一〇月末の遊戯療法場面では、「面白かった」「また来週やるー」というなど、Aちゃんに遊戯療法を楽しみにするところが出てきた。

そしてAちゃんの嘔吐発作はその後も落ち着いており、母方祖母が病気になったことなどもあり、一一月に約七カ月ぶりに退院となった。

退院後は、身体管理は以前入院していたB病院小児科で行なうことにし、精神的な問題に関しては名大病院親と子どもの心療科の外来に通院することになった。

一一月二一日退院後初回の外来受診時には、母親は患児の具合について「今のところすごく調子がよい」と述べていた。そして一二月からは幼稚園にも通い出した。その後も幼稚園には順調に通い、問題なく過ごしている。一二月末の母親面接では、患児の自己主張がさらに激しくなり、聞き分けがない状態と語られたが、嘔吐発作は見られないとのことだった。

3　考　察

周期性ACTH－ADH放出症候群の治療については主として薬物療法に関する検討がなされてきた。これまでのところ、約半数の症例においてフェニトイン、フェノバルビタール、バルプロ酸などの抗てんかん薬が有効であるといわれている。(241) 本例においてはB病院で種々の薬剤が試みられたが、嘔吐発作をコントロールすることはできなかった。そのため、家族の希望により、セカンドオピニオンと心理療法の可能性を求めて名大病院に転院となった。そして、名大小児科において薬物療法が再度試みられるとともに、親と子どもの心療科がAちゃんおよび家族の心理的な側面について治療的にかかわることになった。

ところで、周期性ACTH－ADH放出症候群においては、これまで生物学的な視点からの研究が多く、心理的な側面への言及は少なかった。しかし、最近周期性ACTH－ADH放出症候群の治療においても心理的アプローチの有用性に言及した論文がいくつか見られるようになってきた。(137・242) しかし、これまでのところ、周期性ACTH－ADH放出症候群の症例の心理療法過程についての検討は非常に乏しい。それゆえここでは、本症例の心理療法過程について検討してみることにする。

本症例は先にも述べたように、家族が心理療法を希望して、名大病院に転院してきた。そのため、名大病院転院後、早期から親と子どもの心療科のスタッフが治療的にかかわることになった。最初は、小児科が主科で親と子どもの心療科は副科として子どもの遊戯療法と家族カウンセリングを担当した。しかし、子どもの嘔吐発作が頻回であり、遊戯療法はしばしばキャンセルとなった。しかも、遊戯療法において患児はひとつのまとまった遊びをすることはできず、ころころと遊びが変わっていった。また、治療時間中に外で待っている母親のことが気になり、母親の元に行ってしまい、治療者と安定した治療関係を結ぶことは困難であった。一方、小児科では種々の薬物療法が試みられたが、いずれも効果は見られず、治療的に手づまりとなった。そのため、親と子どもの心療科が主科として治療に当たることになり、小児科は嘔吐時の身体管理だけを受け持つことになった。薬物は使用せずに治療を行なうことになった。

当初から、母親によって、夫婦間の問題が暗に語られていたが、前記のように治療構造が変更された直後に、患児の発症前に父親の浮気が発覚し、夫婦間で争いが耐えなかったことが母親によって語られた。母親が父親に殴られるのを患児が目撃したこともあり、患児がそのことによりこころに傷を受けたのではないかと母親は語っていた。また、母親が夜友達と飲みに行くと、患児は母親の帰りをいつまでも待っていたということである。このような状態から、患児の分離不安が大きいことが推測された。

母親によって夫婦間の問題が主治医に語られたころから、Ａちゃんの嘔吐発作に改善傾向が見られるようになってきた。それまで外泊に行くと嘔吐発作が起こり、早めに帰院することが多かったが、外泊中も元気に過ごし、嘔吐発作を起こさずに帰院することが多くなってきた。それとともにＡちゃんは自己主張が激しくなり、母親に対して甘えることが多くなってきた。また、わがままが目立つようになってきた。母親はそれまではＡちゃんに気を遣い、自然に振る舞えなかったのが、より自然にＡちゃんに接しられるようになり、患児のわがままに対しては、大声で叱る面も見られるようになってきた。一方遊戯療法場面でも、Ａちゃんは以前より母親を気にせず時間まで遊戯療法室で過ごすことができるようになり、治療者と遊びが続くようになってきた。

このような経過から、症状の改善に心理的アプローチが有効であったと思われる。Ａちゃんが幼い頃母親は夫の浮気問題にこころを奪われており、Ａちゃんに対し安心できる愛着対象となり得なかったと思われる。そのためＡちゃんに強い分離不安が形成され、嘔吐発作という形で母親にしがみついたと考えられる。そして、母親が面接過程を通してそれらの状況を理解できるようになり、子どもに安定した姿勢で接することができるようになったことが患児の症状軽快に役立ったと考えられる。

3　愛着障害について

ＤＣ：０－３では、第一軸に反応性愛着剝奪／不適切な養育障害という診断名が存在しており、それとは別に第二軸に関係性の障害という診断名が存在している。ＤＳＭ－Ⅳでは、先にも述べたように、反応性愛着障害という診断名が存在している。これらはいずれも子どもの行動特徴に焦点が当てられてはいるが、それは養育者との愛着関係の障害の結果として捉えられており、関係性障害とも密接に関連した概念である。そこで、ここでは愛着障害の問題を取り上げることにする。

1　愛着概念について

先にも述べたように、愛着概念はボウルビィ[25]によって提唱されたものであり、通常、子どもが養育者とのあいだに形成する情緒的きずなのことを意味している。ボウルビィは、子どもが人生早期に形成する養育者との愛着パターンは子どもの内面に内在化され、その後の子どもの行動に大きな影響を与えると考え、それを内的ワーキングモデルと呼んでいる。内的ワーキングモデルという考え方は発達心理学の領域で広く用いられ、今日まで多くの研究が行なわれている。

ところで、ボウルビィの愛着という概念を心理学的な研究方法に乗せることに大いに貢献したのはエインズワースである。エインズワースは、愛着の質を測定する方法としてストレンジ・シチュエーションといわれるものを開発した。

すでに述べたように、ストレンジ・シチュエーションは、生後一二カ月から一八カ月の子どもの愛着の質を測定するもので、子どもが養育者とのあいだで短時間の分離、再会場面を二回体験することを含む八つのエピソードからなるものである。養育者との再会場面における子どもの養育者に対する反応のあり方から、子どもの愛着のあり方を、(1) 安定的愛着タイプ（B型）、(2) 不安‐回避的愛着タイプ（A型）、(3) 不安‐抵抗的愛着タイプ（C型）に分類した。このうち、B型を安定的愛着、A型とC

型を不安定な愛着とした。その後、メインらがこれらの分類型のいずれにも属さないタイプを見い出し、それを(4)不安定-不統合タイプ(D型)と命名した。D型は、養育者との再会場面において非常に混乱した行動を示すもので虐待を体験した子どもなどにしばしば見られるとしている。

これらの分類型の意義については必ずしも一定の見解があるわけではなく、さまざまな説が述べられているが、アメリカ等ではストレンジ・シチュエーションが子どもと養育者との愛着の質を測定する手法として臨床にも応用されている。

2　ボリスらの提唱する愛着障害

このように、子どもの愛着の質に関する分類が提唱されているが、ボリスら[23]はこれらの考え方をさらに発展させた愛着障害の新しい分類試案を提案している(図3)。これらの分類は、乳幼児と養育者の両方の適応機能のレベルを包含している。すなわち、この分類はより適応的な安定的愛着から適応的でない無愛着障害/反応性愛着障害(Disorder of Non-Attachment/RAD)までのあいだに不安定的(回避的あるいは抵抗的)愛着、不統合的愛着、安定的基地の歪曲(Secure Base Distortions)を段階的に含むものである。

この分類で特徴的なものは安定的基地の歪曲という障害を含む点である。Secure Baseとは、乳幼児の示す愛着行動のひとつで、子どもが探索行動を行なう際に母親(養育者)を安全基地として用いる行動である。この行動のゆがみとして、ボリスらは次の四つのタイプを区別している。

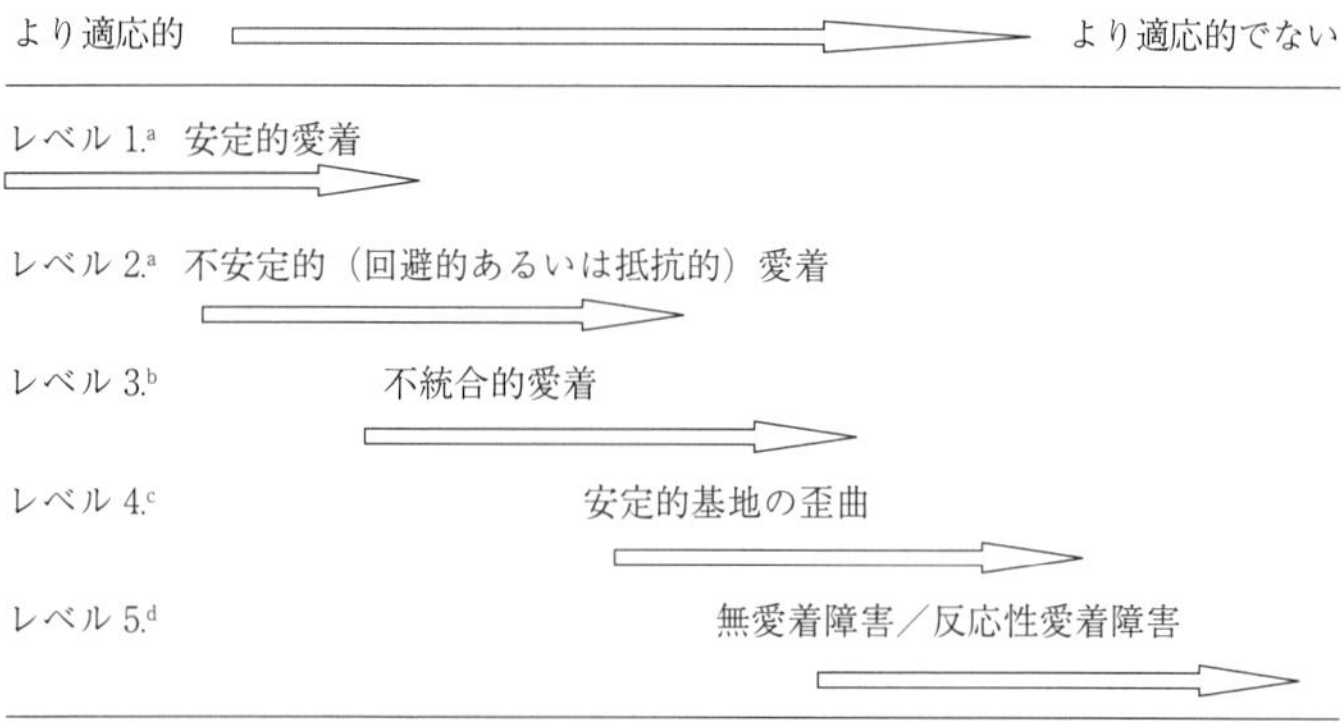

図3　子どもの愛着レベルに関する試案（ボリスら, 1999）

(1) 探索の抑制としがみつきを伴う愛着障害　Attachment Disorder with Inhibited Exploration and Clinginess

(2) 警戒と過剰な服従を伴う愛着障害　Attachment Disorder with Vigilance/Hypercompliance

(3) 自己を危険に曝す愛着障害　Attachment Disorder with Self-Endangerment

(4) 役割逆転を伴う愛着障害　Attachment Disorder with Role-Reversal

この試案は、ストレンジ・シチュエーションによる愛着の分類と母親を探索の基地として利用することの障害を愛着障害としてまとめようとしたもので、興味深い試みであり、乳幼児の関係性の障害の診断に新しい視点を提供する可能性があるものとして注目される。

この試みはアメリカの研究者によって提出されたものであるが、さらにイギリス等においても愛着障害に関する研究が進められている。

3　ブロッキングトンらの研究

これまで、主としてアメリカでの状況を見てきたので、ここでは少しイギリスに目を向けてみよう。イギリスでは、アタッチメント（attachment）という用語の代わりにボンディング（bonding）という用語が用いられることが多いが、ここではほぼ同義的なものとして捉えておく。

イギリスの周産期精神医学の第一人者の一人であるブロッキングトンら[27]は、母子関係を測定する道具として、構造化面接法であるバーミンガム・インタビュー（Birmingham Interview）を開発している。バーミンガム・インタビューは一七五項目からなる面接法で、実施時間は約二時間である。包括的な面接法であるが、時間がかかりすぎるのが難点である。また、ブロッキングトンらは、ボンディングを測定する質問紙として産後ボンディング尺度（Postpartum Bonding Instrument：ＰＢＩ）を開発している。ＰＢＩは二五項目、四因子からなる質問紙で、六件法で回答することになっている。〇～五点で得点化し、得点が高いほど、母子関係障害の危険性が高い。それぞれの下位尺度が母子関係障害の弁別機能を持ち、カットオフポイントが設けられている。ブロッキングトンらは、ＰＢＩを一般群の母親三三名、ハイリスク妊娠の母親二二名、抑うつ的だが母子関係は正常な母親二一名、抑うつで母子関係に障害の見られる母親二八名の合計一〇四名に実施し、ＰＢＩが母子関係に障害を持つ母親の弁別に有効であること、および治療により母子関係が改善したことがＰＢＩで確認されたとしている。

このように、母子の関係障害や子どもの愛着障害といった関係性の問題について、あるものは量的な視点から、あるものは質的な視点から、それぞれ立場は異なるが、より明確化することを目的としてさまざまな研究が行なわれている。ＤＣ：０－3、ＤＣ：０－３Ｒはこのような問題について関係性の障害という項目を立てることによって、一定の方向性を示している。

今後このような問題についてさらに検討が進められることによって、乳幼児期の診断基準がより洗練されたものとなることが期待される。

4　DC：0－3と乳幼児の治療

DC：0－3には、最後にケース集が付いており、診断と治療法について述べられている。そこで述べられている症例では、子どもに遊戯療法や作業療法などが随時組み合わされて用いられており、両親にはガイダンスや精神療法が適宜行なわれている。そこで用いられている治療法はさまざまな治療技法を取り入れており、折衷的な治療ということができるであろう。

つまり、DC：0－3においては乳幼児期の特徴的な治療法が用いられているとはいいがたい。しかし、DC：0－3の診断分類の特徴のひとつとして、親子の関係性の問題に焦点を当てていることは先に述べた。このような姿勢は乳幼児精神医学には広く認められる点であり、乳幼児期の治療法にはそのような特徴を読みとることができる。

すなわち、乳幼児期の心理的治療法として、母親と乳幼児を同席させて面接する母－乳幼児精神療法が注目されている。これまで、レボヴィッチ、フライバーグ、クレイマーらによって多くの研究が発表されている。研究者によってその強調点に若干の違いはあるが、いずれの研究者も子どもが治療場面に実際に存在することによって母子の相互作用の問題を精神療法場面で直接取り扱うことができるとともに、子どもと実際にかかわることによって母親は自分の過去のこころの深い部分に存在する無意識的な記憶や感情を想起し言語化することがより容易になると考えている。

そして、精神療法場面における母子の相互作用を取り扱う方法として、ビデオを用いることが積極的に行なわれている。治療場面において母親は、乳幼児と自由に相互交流することが求められ、その後、母親と治療者はそのビデオを見ることになる。治療者は、治療的潜在力を有する相互作用場面でテープを止め、その相互作用を母親と繰り返し見て、話し合うことになる。そのようにして、母親と子どもの相互作用の問題を治療的に取り扱っていく。

このように乳幼児期の子どもの心理治療においては母子の相互作用の取り扱いが大きな問題となっているが、このような点は乳幼児の診断分類であるDC：0－3において関係性の問題が重視されている点と相まって、乳幼児期の精神医学の特徴として注目されてよいだろう。

これまで、乳幼児期の精神医学的問題独自の診断基準としてDC：0－3を取り上げ、その診断項目の実際およびその特徴について概説し、さらにこの時期の子どもの心理療法との関連性について検討を行なった。

わが国においては、乳幼児精神医学、周産期精神医学といった領域はまだまだ未開拓な分野であり、臨床実践も不十分な領域である。現在、児童虐待の増加傾向が指摘されており、そのような問題の予防を考えた場合、これらの学問領域は今後ますます重視されなければならない領域であると考えられる。そのためには、この時期の診断基準であるDC：0－3をどのように活用し、発展させていくかは重要な課題であると思われる。

第6章　乳幼児の治療

1　乳幼児の治療法に関する研究

ところで、乳幼児精神医学における治療法には特別のものが存在するのであろうか。これまで述べてきたように、乳幼児精神医学では養育者と子どもとの関係性が問題にされることが多い。それゆえ、乳幼児精神医学では、乳幼児と養育者の相互作用に注目した治療法が重視されることになる。

乳幼児と養育者に対する治療法としてよく引用されるものにフライバーグら[89]により発表されたGhosts in the nursery（赤ちゃん部屋のお化け）という論文がある。この論文では、五カ月半の時点で筆者のもとを訪れたメアリーという女の子の症例と、グレッグという三歳半の男の子の症例について行なわれた母子治療が取り上げられている。ここで、「赤ちゃん部屋のお化け」といわれるものは、母親が、赤ちゃん部屋で子どもを世話していると、それまで忘却していた母親自身の幼少期における体験がよみがえってきて、その記憶が母親を脅かすものになるため、それによって母子関係が障害されるというものである。

乳幼児に対する治療技法として、母親と乳幼児を同席させて面接する母－乳幼児精神療法が関心を集めており、レボヴィッチ、[170] フライバーグら、[90] クレイマーら、[55・56] パラシオ・エスパラら、[218] スターン－ブルシュヴェイラーら[261] により精力的な研究が続けられている。親子同席で治療を行なう理由として、フライバーグらは、[90]「赤ん坊は治療場面に情緒的に存在していて、両親と治療者とのやり取りに意味を与えており」、「赤ん坊がそこに存在することによって、両親の情緒連鎖が生み出され、両親がそれらの感情を言語化するように導く」と述べ、乳幼児が治療場面に存在し、両親の深い記憶や感情を喚起する意義を強調している。またクレイマーらは、[55] 母－乳幼児治療において、過去の体験と結びついた母親の表象を治療的に取り扱うことに力点を置いているが、治療場面において展開される母子の相互作用を母親の表象に迫る手がかりの一つとして重視している。

母－乳幼児治療の実際についてはフライバーグらの[90] 記述がもっとも体系的であると考えられるので、ここでもそれに従って述べることにする。

フライバーグらは精神分析的に方向づけられた精神療法を主として行なっているが、伝統的な精神分析療法と異なり、多くの場合、乳幼児の家に出かけ、その一室で治療を行なっている。それゆえ、キッチン精神療法と呼称されることもある。[191] しかも、治療者は、必要に応じ、具体的な援助も提供する。たとえば、家に乳幼児の食べ物がない場合、治療者は緊急に乳幼児の食べ物を調達したり、乳幼児が病気にかかり、医療が必要な場合、治療者が母子を病院に運んだりもする。その治療様式は具体的には大きく三つに分けられる。(1) 短期危機介入、(2) 発達ガイダンス－支持的療法、(3) 乳幼児－親精神療法、である。

2　短期危機介入

問題が限局された外的出来事に対する急性、反応性のものであり、しかも、短期の焦点づけられた介入に対して、それを利用することのできる心理的能力を親が有していると評価される場合に適用される治療技法である。通常は、数回の面接でその目的が達成されるものである。それこそ極端な場合には、赤ちゃんのミルクを買うお金がない場合、公的機関に援助を求める方法を教えたり、さらには直接的に機関と掛け合うといったことも、緊急の場合には行なうことがあり得るのである。

症例Ａ　女性、初診時二〇歳

初診時の主訴は外界に対する不安、恐怖であった。

初診当時の診断名は境界性パーソナリティ障害である。

〔経過〕　治療開始後長い閉居の時期を経過し、徐々に社会に出られるようになり、三五歳のときに結婚した。

約一年後に妊娠した。妊娠経過にとくに問題となるところはなかったが、出産が近づいた頃に、分娩のときに不安が起こり、パニックになるのではないかと心配となり、これまで通院していた病院から主治医のいる病院の産科に転院した。主治医の診察の他に、産科での心理的介入に従事している臨床心理士が面接を行なうことになった。

その後一カ月ほどして出産したが、陣痛が始まった後、分娩室で患者が主治医に会いたがっているとのことで、ちょうど出張の予定があったが分娩室に赴くことにした。分娩室では、夫、産科医、助産婦などがいて、患者を励ましていたが、患者は主治医を見ると、「大丈夫かな」といいながら、主治医にしがみついてきた。患者は「怖いよ、怖いよ」といいながら主治医に抱きついていた。しばらく、患者のそばで患者の不安に耳を傾けた後、患者が少し落ち着いたので退出した。その後無事患者は女児を出産した。

その後、主治医は退院までのあいだに二回ほど患者の病室に回診した。母子ともとくに問題なく退院となった。


本症例はすでに長い治療関係があり、これまでも患者はさまざまな不安に襲われ日常生活に支障を来していた。分娩時のエピソードはその長い治療関係の中の一コマである。分娩という非日常的な状況において、患者は強い不安発作を体験した。しかし、その発作は出産という特殊な状況で起こってきたものであり、限局された状況における反応性のものと考えられた。そのため、主治医は分娩室に赴き、患者の訴えに耳を傾け、患者の不安の軽減を図った。この対応は、まだ子どもは存在していないが、長い治療関係の中での短期危機介入の例と考えられる。

3　発達ガイダンス－支持的療法

この療法が適応となるのは次の二つの状況である。

(1)　両親は十分な養育能力を有しているが、赤ん坊の有する障害が両親の養育能力を耐えがたいまでに緊張させており、その結果、両親が機能失調に陥っている場合（たとえば、障害児を持つ精神的に問題のない両親など）

(2)　赤ん坊に情緒障害があり、しかも、親が重篤な精神的問題を有しているため、自己の内的葛藤を取り扱う能力を十分に有していない場合（たとえば、発育障害の子どもを持つ一〇代の抑うつ的な母親など）

この治療法の治療目標としては、親に情緒的支持を提供することによって、養育能力を強化するとともに、赤ん坊の有する欲求について情報を提供したり、話し合いをしたりすることによって子どもについての発達ガイダンスを行なうことである。

ここでいう発達ガイダンスとは、精神療法的治療関係を基礎とした上で行なわれる親教育の一様式であり、単に子どもの発達について親を教育するといった類のものではない。要するに、この治療法は、問題が慢性的で、しかも、精神分析的な解釈作業が不可能か、適応ではないような症例に対して用いられるもので、子どもに関するガイダンスと両親に対する支持的な精神療法を行なうものである。

症例B　初診時二歳の男児

〔主訴〕　夜寝ない、動き回る

〔現病歴〕　妊娠出産時に特記すべき異常はない。生まれたときより、育てにくい子どもだった。とくに、夜寝ない子どもで、寝かせようとしてベッドに置くと火がついたように泣き出し、いつまでも抱いていないといけなかった。抱いているだけでは駄目で、夜中に車でドライブしないといけないこともたびたびだった。そのため、両親は睡眠が十分に取れず、疲れきった状態であった。一歳を過ぎて、睡眠の問題は少し改善したが、歩きはじめるとともに、動き回るようになった。そこら中を駆け回り、母親は一時も目を離すことができなかった。そのため、両親が子どもの育児に困って筆者のもとを受診した。

〔経過〕　母親は、子どもの行動に困惑し、抑うつ的ではあったが、これまでの社会適応は良好であり、夫婦関係もとくに問題は見られなかった。

そのため、本症例では子どもの発達ガイダンスを中心に行なうことにし、患児の状態は、親の養育のせいではなく、子どもがもともと敏感な素質を持っており、さらに、注意欠陥多動性障害（ADHD）の可能性もあることを伝え、母親の養育に対する罪責感を軽減することに努めた。また、母親の育児に対する負担を軽減するために、ソーシャルサポートを受ける可能性について話し合った。

とりあえず、このような心理的アプローチで、患児の症状の改善と母親の負担の軽減を図ることにし、それでも症状に改善が見られなければ、小学校入学前後に薬物の使用も検討することにした。

本症例は睡眠の障害、多動傾向を主症状として受診した。母親のパーソナリティに大きな問題はなく、患児の発達上の問題が大きいと考えられた。そのため、子どもの障害に対するガイダンスと、母親に対する支持的なアプローチが主として行なわれた。母親に対する深層介入的な治療は適応とはされなかった。

4　乳幼児－親精神療法

この治療法は、両親間、あるいは両親と赤ん坊のあいだに重大な葛藤が存在し、しかも両親が深層介入的な精神療法に耐えられる場合に適応となる。この場合、赤ん坊は、親の過去の人物像を表象していたり、親の否定されるべき自己の一側面を代表していたりする。この治療法においては、育児室に侵入した過去の「お化け」[89]から両親と赤ん坊を解放するために、両親と共に過去と現在を探求し、解釈によって両親の過去と現在を結びつけて、洞察へと導くことを目的としている。この治療過程において、治療者は赤ん坊の発達について情報を提供したり、話し合いをするという形で赤ん坊に焦点を当てつづけるのであり、そうすることで、現在と過去、親と赤ん坊のあいだを行きつ戻りつするのである。

症例C　男児、初診時三歳

〔主訴〕　食物を摂らない

〔現病歴〕　患児はX年一〇月一五日の夕方、みたらし団子を食べていた。慎重にゆっくりゆっくりと食べていたが、急に泣き出して、手を自分で口の中に突っ込んで、何かを出そうとしていた。それで、母親も手を口に突っ込んだり、水を飲ませたりして介護した。患児はその後、四〇分ほど母親の膝に顔を埋めたりしていた。その後、急にもう治ったといって元気に遊び出した。その晩は元気にしていたが、次の日から液体以外まったく食べなくなった。牛乳や、ジュース、野菜スープを飲んで過ごしていた。そのような状態が一週間ぐらい続いたが、二二日の朝には、牛乳を飲んでいて急に吐き出した。それからは、水分も摂らなくなってしまった。

小児科を受診したが、口の中にはとくに異常はないといわれた。そのため、主治医のもとを受診した。

〔経過〕　初診時、母子同席で一通り話を聞き、水分補給等の身体管理は近医で行なってもらうように話して、その日はそのまま帰宅させた。帰宅途中、母親と患児は小児科を受診した。そのときに患児は病院の自販機で買ったジュースを飲むことができた。さらに、ポテトチップスを買って帰ったが、帰宅後それも食べることができた。その後患児は家にあるものを少しずつ食べられるようになり、初診後約二五日後の一一月一六日に治療を終了している。

面接回数は七回である。その過程で母親は、自分ではあまり意識していなかったが、患児に対して、「人にきちんと挨拶しなさいとか、すぐに返事をしなさい」と口うるさくいいすぎたかもしれない。また、兄嫁が働き出して、昼間甥が家に来ることになった。それで母親が甥に気を遣い、患児を押さえすぎて、厳しくしすぎていたかもしれないと語っていた。さらに母親は九月に二人目の子どもを妊娠したが、舅が入退院を繰り返しており、養育は無理と考えて、一〇月一〇日に人工妊娠中絶をした。症状が発症した日も母親は病院に診察に行っており、みたらし団子はその土産だった。

母親は、患児と同席の面接場面で話をすることによって、このような家族内の緊張状態が患児の発症に関係していることに思い至ったようである。その過程で、患児は母親を強く求めるようになり、以前に比べわがままをいうようになった。いとことの喧嘩も一時的に激しくなるなど、退行した状態が見られたが、そうした状態も短期間で改善していった。

本例は、初回面接時から母子同席で面接を行なったが、初回面接終了後、患児はすでに少しではあるが、食べはじめている。初回面接時は病歴等について詳細な問診をしただけで、患児の症状が情緒的な問題である可能性が高いことなどを指摘したに過ぎなかった。しかし、そのような働きかけが母親と患児が巻き込まれている家庭内の緊張状態に対する母親の気づきを促していったと思われる。母親のパーソナリティが比較的健全であったこともあり、あまり母親の過去の表象等は取り扱うことなく問題は短期間で解決していった。母親の過去の表象等は取り扱われなかったが、乳幼児－親精神療法の一例と言ってよいだろう。

一方、クレイマーら[55]も母－乳幼児短期精神療法について精力的な検討を加えているが、彼らのいう母－乳幼児短期精神療法はフライバーグらの短期危機介入とは異なり、母子相互作用における母親の表象に焦点を当て、解釈作業を行なっていくものである。彼らがフライバーグらのように患者の家庭に出かけて面接を行なっているかどうか、筆者には定かではないが、通常は診察室という明確な治療的枠組の中で面接を行なっているものと思われる。

こうした母－乳幼児治療において注目されることは、それらの治療法の治療効果をより厳密に測定しようとする試みである。クレイマーら[55]は、母－乳幼児短期精神療法を施行した一例について、母親の表象テーマが治療過程の中でどのように変化したかを評価するために、表象の母子相互作用の領域における表れと考えられる行動を同定して（身体的接近や接触の回避、子どもに対する母親の攻撃など五つのテーマ）、治療経過によってそれらの行動がどのように変化していったかを量的に測定することによって（図4）、治療効果の検討を行なっている。また、クレイマーら[56]は、機能的、行動的障害を持つ三〇カ月以下の乳幼児集団について短期精神療法（最高一〇回）による変化を検討している。評価は治療前、治療一週、六カ月、一二カ月に行なわれ、治療効果の測定には、乳幼児の症状変化、母親の表象の変化、母－乳幼児間の行動的相互作用の変化が用いられた。これらの乳幼児集団のうち、一つのグループは短期精神力動的母－乳幼児精神療法を受け、コントロールグループは相互作用ガイダンスと呼ばれる非解釈的な治療を受けた。最初の三回の評価を完了した三八組の母－乳幼児ペアについて検討が行なわれたが、主要な変化として乳幼児の症状の除去、軽減がみられ、母子の相互作用はより調和した方向に変化していた。また、母親は以前ほど子どもに対し侵入的でなくなり、乳幼児はより協力的となっていった。母親の表象内容の評価では、母親と乳幼児のあいだによりよい同一化がみられるようになっていた。しかし、二つの治療技法間の結果に大きな差異は見い出されなかった。また、治療前の予後予測と実際の予後とのあいだには相関がほとんどみられなかった。そして、これらの変化は持続性を持ち、六カ月後の追跡評価時点においても何らかの改善を示していた。このように、クレイマーらは母－乳幼児短期精神療法において、母子の何が改善し、何が改善しなかったかを詳細に検討しているが、そこにおいて母子相互作用研究のマイクロアナリテックな技法と臨床研究を結びつける可能性を模索している。

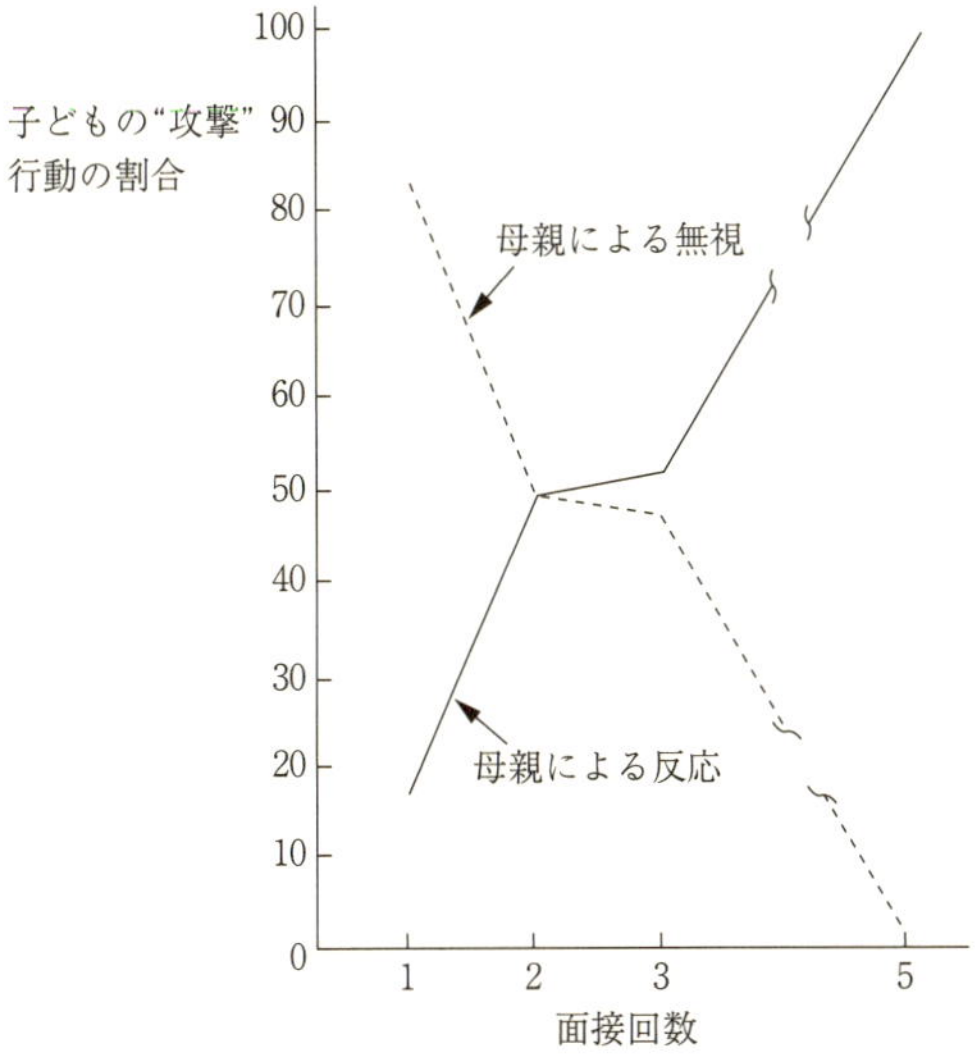

図4　子どもの"攻撃"行動に対し母親が反応した割合と無視した割合（クレイマーら, 1988）

　さらに、母－乳幼児治療の一つの特徴として、ビデオが治療に積極的に導入されている。スターン－ブルシュヴェイラーら[263]は、母－乳幼児治療の治療様式を精神分析的アプローチ、心理教育あるいは精神療法の一型としての〝相互作用指導〟、〝行動小児科的〟アプローチ、行動主義アプローチ、家族療法アプローチ、その他のアプローチに分けて論じているが、〝相互作用指導〟においてはビデオテープが活用されており、治療場面で母親は、乳幼児と自由に相互交流することを求められ、その後で母親と治療者はその場面のビデオを一緒に見ることになる。治療者は、治療的潜在力を有する相互作用場面でテープを止め、その相互作用を母親と繰り返し眺め、話し合いを行なう。こうして、ビデオにとられた相互交流行動がその後の治療材料となる。ハーモンら[11]は、二歳半の女児と母親の治療において、母親と治療者がビデオを見ながら、スーパービジョンのときに治療チームから母子の相互作用に対して与えられたコメントと賞賛を治療者が母親に伝えることによって、治療が展開していった例を報告している。

それ以後も親－乳幼児精神療法については、いくつか総説等が発表されているが、ここではバロウズ[12]の総説を紹介しておく。バロウズによると、親－乳幼児精神療法は、さまざまな理論からなっているが、主として精神分析と愛着理論をその基盤としているとし、スターン[261]やクレイマーら[57]の説を紹介している。

しかし、これらの理論が精神分析的なものであれ、それ以外のものであれ、親－乳幼児精神療法はいくつかの特徴を共通に持っているという。その特徴としては、

(1) 治療は一般的に短期的なものである。治療回数はだいたい三回から一二回のあいだである。

(2) 陽性転移を活用すること。陽性転移を意識的に培い、それを維持すること。転移の問題の焦点は子どもに対する親の転移であり、治療者に対する親の転移は直接扱われない。

(3)　分析作業は親の内的表象を変化させることではなく、子どもに帰せられてきた特殊な（病的で陰性の）表象から子どもを解き放すことである。

親‐乳幼児精神療法はこれまで述べてきたようにあくまでも短期の精神療法であり、親の内的葛藤を本格的に扱う場合には、個人精神療法が行なわれることになる。

乳幼児期の心理療法については少しずつ関心が広がりつつあるが、まだ欧米を中心とした一部の地域に止まっており、世界的に広く行き渡っているとはいえないようである[96]。

これまで乳幼児精神医学の治療について主として述べてきたが、英国では、乳幼児精神医学とほぼ同義のものとして、周産期精神医学（perinatal psychiatry）という用語が用いられることが多い。英国では周産期精神医学に比較的長い伝統を有しており、周産期の母子に関する治療システムが充実している。なかでも特筆されるのは周産期に精神障害を持った母親が子どもとともに入院する精神科母子ユニットが設置されていることである。

出産後の母親が精神科的治療を受ける場合、母子分離により母子の愛着形成が障害されるのを防止するために、子どもと母親が一緒に入院できる精神科母子ユニットが英国に設立された。一九四八年のことである。その後母子ユニットは英国全土に広がってきた。精神科母子ユニットは八～一〇床程度の規模で各室個室であり、子どもとともに入院する設備が整っている。母子ユニットを設置するにあたって、出産後に精神障害を来している母親が子どもと入院生活を送ることが安全であるかどうかということが懸念され、当初は、神経症の母親を入院対象としていた。しかし、その後産科病棟の医師と連携し、精神病圏の母親とその子を入院させるようになった。その結果、統合失調症の母親は、単独入院の母親に比べ、退院後の子どもの世話がよくできたということが報告され、母子入院の意義が認識されるようになってきた。(297)

第7章　母子支援

これまで、乳幼児精神医学をめぐる特徴をいくつか取り上げ、その概略を説明してきた。ここではさらに乳幼児精神医学の中でも母子支援の話題を取り上げることにする。それによって、乳幼児精神医学の拡がりを把握できると思うからである。

1　母親のメンタルヘルスと母子関係

1　妊娠期の母親のメンタルヘルスと母子の問題

従来、妊娠期は精神的には比較的安定した時期であり、重篤な精神障害の発生はむしろ少ないと考えられてきた[210]。しかし、この点に関し、妊娠期における抑うつは以前に考えられていたよりはるかに高い頻度で見られることが報告されている[163]。なかには産褥期よりも妊娠期の方が抑うつの頻度が高いことを示唆する者もいる[105]。クマール[162]は、イギリスにおける調査で、妊娠中の女性の抑うつや不安の頻度を一五パーセントと報告している。

わが国における妊娠期の抑うつの頻度については、これまであまり検討されていないが、ここでいくつかのデータを挙げてみると、北村ら[154]はzung自己評価式抑うつ尺度（Zung's Self-Rating Depression Scale）を用いた研究で、妊娠早期の抑うつ頻度を一一・八パーセントと推定している。われわれも同様の尺度を用いて検討しているが、一一・五パーセントという値を得ており北村らと非常に近い値となっている。[123] 最近、北村ら[155]は五つの大学病院を対象にして、多施設共同研究を行ない、第一子の母親を対象に産前産後の抑うつに関する検討を行なっている。それによると、出産前うつ病の頻度は五・六パーセントであった。また、産後うつ病の頻度は五・〇パーセントであり、産前、産後で抑うつの頻度に大きな差は見られなかった。また、この研究で彼らは産前の抑うつに関連する要因について広範な調査をしているが、明確なリスク要因を把握することはできなかった。これまで、妊娠期の抑うつに関する要因について、さまざまな指摘がなされているが[20,154]、一定した結果は報告されていない。われわれの調査では、社会経済的要因の中で妊婦の教育レベルと就業形態が抑うつと関連していた。すなわち、高卒以下の学歴の人は短大卒以上の学歴の人より抑うつ得点が有意に高く、また、パートタイム勤務の人はフルタイム勤務の人や専業主婦の人よりも抑うつ傾向が有意に高かった。

ところで、一般的に愛着という言葉は子どもが養育者に対して示す行動に対して命名されたものである。ところが近年、妊娠期の母親が胎児に対して示す愛着に関心が持たれるようになり、母親－胎児愛着と呼称されている。この母親－胎児愛着については、クランリー[58]によって測定尺度が開発されており、これまで活発に研究がなされている。そして、ミュラー[196]やカンネッラ[37]によって総説も発表されている。

しかし、ミュラー[196]によると、クランリーの尺度を使った研究では多くの変数が母親－胎児愛着に関連を示していたが、多くの研究で一貫した結果を示している要因は少なく、母親－胎児愛着と一貫して正の相関を示していたのは、妊娠期間と胎動だけであったとしている。すなわち、妊娠期間が長くなり、また胎動を感じるようになるにつれて、妊婦の胎児に対する愛着が深まるのである。また、クランリーの尺度については、必ずしも母親－胎児愛着を測定しているものではないのではないかといった批判もあり、ミュラー[197]や筆者ら[123]によって独自の尺度が開発されている。

妊娠期において母親の抑うつと母親－胎児愛着の関連性について調査した研究はきわめて少ない。コンドンら[52]は妊娠後期の女性を対象に母親－胎児愛着と関連する要因の検討を行なっており、母親－胎児愛着をもっとも強く規定する要因として抑うつを挙げている。しかし、われわれ[123]の妊娠初期から中期の女性を対象とした研究では母親－胎児愛着と抑うつのあいだに関連性は認められなかった。このように、抑うつと母親－胎児愛着との関係についてはこれまでのところ一定した結果は出ておらず、今後は妊娠時期等を考慮に入れてさらに詳細な検討を行なうことが期待される。

2　産褥期の母子のメンタルヘルス

これまで、妊娠期の母子のメンタルヘルスについて述べてきたので、ここでは産褥期の母子のメンタルヘルスについて述べる。

産褥期は母親にとって、体内のホルモンバランスの大きな変化や、母親役割への適応など生物・心理・社会的に大きな変化に直面するストレスフルな時期である。この時期に、マタニティ・ブルーズ、産褥うつ病、産褥精神病などが頻発することが知られている。

　マタニティ・ブルーズは、産後数日から一、二週間のあいだに出現する抑うつ気分であり、数時間から数日といった比較的短時間で回復するものである。主な症状は涙もろさと抑うつであり、通常治療を必要とすることはない。しかし、一部の重篤なマタニティ・ブルーズは産褥うつ病に移行するといわれている。欧米の調査では、マタニティ・ブルーズの発生頻度は五〇～八〇パーセントといった高頻度であるといわれているが、わが国では二五パーセント程度の発生頻度ではないかといわれている。

　一方、産褥うつ病はマタニティ・ブルーズより遅く産後一カ月以降に発症するといわれており、欧米の論文では頻度は一〇～二〇パーセント程度と考えられている。それに対し従来、日本人においてはマタニティ・ブルーズや産褥うつ病は欧米に比して頻度が低いといわれていたが、最近では、欧米と変わらない頻度で見られるといわれている。その背景として、里帰り出産などのわが国特有の文化が関係しているとの指摘もなされている[211]。しかし、吉田ら[295]は、わが国の女性においても、産褥うつ病の頻度はけっしてまれではなく、欧米と同頻度で存在することを明らかにした。さらに、山下ら[293]は産褥期うつ病の研究において、産後三週間目のうつ病の頻度を一四パーセント、生後三カ月で一七パーセントと報告している。また、日本に特有の風習であり、日本人に産褥うつ病が少ない一つの要因といわれる里帰り分娩も抑うつの頻度にとくに影響を与えておらず、欧米と比べてわが国の産褥うつ病に大きな差異はないとしている。しかし、わが国のデータとしてはもっとも新しいと考えられる北村ら[155]のデータでは五・〇パーセントとやや低い値を報告している。わが国の産褥うつ病が欧米のそれに比して頻度が少ないのかどうかといった点についてはなお今後の検討を待たねばならない。

それに対し産褥精神病は通常、出産後二週間以内といった早期に、幻覚、妄想、困惑といった精神病症状をもって発症する。発生頻度は一〇〇〇回の出産に一、二回の頻度でそれほど高くない。症状的には、精神病症状が前景に目立つため、診断はそれほど難しくはない。

3　抑うつ的な母親と乳児の母子相互作用

すでに述べたように、産後、母親が抑うつ状態を経験することはそれほどまれなことではない。しかし、その頻度については報告によりかなりの差異が認められる。たとえば、リビングッドら[172]によると、産後の抑うつ状態の頻度に関しては、七〜五〇パーセントと研究者によってかなりのばらつきがみられるという。また、フィールドら[84]は、産後の抑うつ（depression）の頻度は一〇〜一二パーセントであり、産後のブルーズ（blues）の頻度は六〇パーセントに達すると述べている。これまでの研究では、主として母親の重篤な抑うつに関心が向けられてきたが、上に述べた報告からは、軽度から中程度の抑うつがむしろ高頻度であると考えられ、今後、より頻度の高いこれらの抑うつによって母親の行動や子どもの発達がどのように影響を受けるかを明らかにしていくことが必要と考えられる。

コーンら[48]は、生後三、四カ月の子どもを持つ母親に、表情のない顔を装い、興味のない平板な調子で話し、体の動きや乳児との接触を最小限にするように指示して、抑うつ的な状態を模倣させたところ、乳児は用心深い様子や抗議を示すことが多くなるなど、苦悩状態を示し、三分後に母親が普通の態度に戻ってからもその影響がしばらく持続したと報告している。フィールド[83]はベックうつ病評価尺度（ＢＤＩ）で一六点以上の点数を示した抑うつ的な母親と、四点以下の点数の非抑うつ的な母親について同様の検討を行ない、非抑うつ的な母親の子どもは、コーンらの報告と同様に、母親の感情表現の質の変化を敏感に感知し、自分自身の感情表現を変化させることによって、正常な相互作用を回復しようと試みている様子を示したが、抑うつ的な母親では、抑うつ的に振る舞うセッションでも、普通に振る舞うセッションでも母親の行動に変化がみられず、子どもの行動にも両セッション間で差異は生じなかった。このことから、抑うつ的な母親の子どもは、非抑うつ的な母親の子どもに比べ、母親の抑うつ的行動に慣れていることが示唆された。

フィールドら[84]は、生後三〜五カ月の乳児を持つ抑うつ的な母親と非抑うつ的な母親を比較検討している。抑うつ的な母親は憂うつで不安そうな表情や、平板で緊張した表情をしていることが多く、活動性に乏しかった。また、これらの母親では、模倣行動があまりみられず、子どもの発する信号行動に対する反応性に乏しく、ゲーム遊びをすることが少なかった。さらに、これらの母親は制御的で懲罰的な養育態度を示すことが多かった。抑うつ的な母親は抑うつ的でない母親より、子どもを扱いにくく（difficult）、うんざりさせるものと受け取り、抑うつ的な母親の子どもは認知的に優れておらず、より否定的な感情を表出しがちであると述べられている[287]。さらに抑うつ的な母親の子どもは、非抑うつ的な母親の子どもに比べ、覚醒水準が低く、リラックスした活動や、満足した表情に乏しく、より騒々しかった。

また、フィールドら[85]によると、抑うつ的な母親の乳児は母親から視線を外らす行動が多かった。フイールドら[85]はさらに、抑うつ的な母親の子どものこうした特徴が、抑うつ的な母親との相互作用においてのみならず、知らない他人との相互作用においても見られることを指摘し、これらの特徴がかなり持続的な行動様式となっていることを示唆している。そして、これらの乳児の抑うつ的な交流スタイルが抑うつ的でない大人に対しても抑うつ的な行動を引き起こす可能性を指摘している。しかしフィールドらは、このような乳児の交流スタイルが抑うつ的な母親との相互作用によって形成されたものか、もともと遺伝・体質的な要因によるものかについては慎重な態度をとっており、明言を避けている。

一方、カトロナら[60]は、気質的に「扱いにくい」と判定された乳児の母親に抑うつが多いことを指摘し、母親の抑うつに対して乳児側の要因が何らかの役割を果たしていることを示唆している。ホフマンら[117]は、抑うつ的な母親では、乳児のシグナルに対する反応性や情緒的利用可能性がとりわけ障害されやすく、一般的な刺激行動や養育行動、非社会的な相互作用は比較的障害されないなど、抑うつ的な母親の行動パターンの障害は一様ではなく、選択的であることを指摘している。抑うつ的な母子の行動様式が持続的で、子どもの発達に長期的な影響を与えるものかどうかはさらに検討が必要であると述べている。この点に関して、フレミングら[86]は、産後一、三カ月の時点でみられた抑うつ的な母親の特徴は一六カ月の時点ではすでに明らかではなくなっていたとしているが、抑うつ的な母親の子どもに対する影響が持続的であると指摘する報告も存在している[45]。

抑うつ的な母親と乳児の相互作用に対する治療的介入の報告はこれまであまりみられないが、レイファーら[168]は、精神遅滞を伴う抑うつ的な母親に対する治療的介入の結果について報告している。

以上、抑うつ的な母親と乳児の相互作用を取り上げ検討してきたが、その他、一〇代の母親の母子相互作用と治療的介入の問題などにも関心が向けられている[82]。

永田ら[200]による産褥期の抑うつについての研究では、抑うつに対して抑制的な効果を持つのは、ソーシャルサポート資源を多く持っている母親であることが明らかにされている。それゆえ、地域社会としては、ソーシャルサポートの資源を多く準備し、その人に合ったサポートを活用できるようにすることが必要であろう。

また、医療機関としては、まだわが国には設置されていないが、母親と乳児が一緒に入院できる母子ユニットや、母親のデイケアといったものを整備していくことが必要であろう。

ここで簡単に症例を呈示する。

症例はAさん（女性）で三〇代後半である。青年期より不安発作があり、また抑うつ症状もみられ、社会的に十分機能することは困難であった。

三〇代初めに会社の同僚と恋愛結婚した。結婚後も不眠、抑うつ等の症状が持続していたが、母親の援助などで結婚生活を続けていた。そして、子どもを妊娠し、無事女児を出産した。子育てに関しても母親の援助により、何とかこなしていた。しかし、不眠、抑うつなどの症状は持続していた。子どもが一歳になる前にAさんの母親は心臓の持病が悪化して、入院せざるを得なくなった。そのため、Aさんは一人で子育てをすることを余儀なくされた。Aさんの心理的、身体的負担は増大し、抑うつ、不眠などの症状は悪化し、十分に子どもの世話をすることができなくなった。そのため子どもは、食事を与えられているにもかかわらず、身長、体重の伸びは止まってしまい、一歳の誕生日頃に体重は六キログラムあまりしかなかった。また、Ａさんが定期的に訪れる診察室では、それまでは子どもは比較的元気でよく笑っていたのが、まったく無表情となり、ボーっとしているだけで、こちらが働きかけるとわずかに反応を示すだけとなった。

子どもの状態や母親の陳述から、子どもはネグレクトの状態に近いと思われた。夫はこうした母親の状態に理解を示し、可能なサポートは与えていたが、夫も仕事があるため、十分に道具的なサポートを与えることはできなかった。この状況で、母親の育児活動を具体的に援助してくれる人が必要と思われたが、そのような適切な資源を具体的に見つけることは今のところ困難であり、母親の負担も軽減されていない。治療場面では母親をできるだけサポートし、また周りの資源をできるだけ活用するように勧め、症状の軽減に努めている。しかし、診察場面での働きかけだけでは限界があるのもまた事実である。

このような、より直接的な育児支援を必要としている母親には、家庭を訪問し、具体的に育児、家事の支援をしてくれる子育て支援の専門家が求められているのであろうし、医療機関では、ただ、母親の精神的な治療を行なうだけでなく、母子の相互作用などにも関心を向けて治療的にかかわることが必要である。また、先述のように、このような母親が昼間通ってきて、一時的に育児を肩代わりしてもらうことができるデイケアを設置したり、母子が一緒に入院することができる母子ユニットを病棟に開設するなどの新しい試みが求められている。

このような施設をいかに充実していくかが、今後の母子のメンタルヘルスを考える上での重要な課題である。

4　抑うつ的な母親が子どもに与える影響

前項では抑うつ的な母親が子どもに与える影響のうち、比較的短期的なものについて触れてきた。うつ病の母親と子どもの母子関係のあり方についてはさまざまなことがいわれており[84]、そのような母子関係の影響は一過性のものであり、比較的短期間に消失するとする報告も多い[86]。しかし最近の研究では、出産後早期の母親の抑うつが子どもに与える影響は長期間持続するとするものも多く見られる[123]。

抑うつ的な母親の子どもは乳幼児期に感覚運動的な問題を呈しやすいことが知られているが[100]、ヘイら[113]は、産後一年以内に抑うつを呈した母親の子どもを四歳の時点で調査し、知能の発達を検討している。その結果、産後一年以内に抑うつ的であった母親の子どもは有意に知的能力が低かったが、妊娠中や四歳時点で母親が抑うつ的であった子どもの知能については低下が見られなかった。さらに、ヘイら[114]は、産後三カ月の時点で抑うつ的であった母親と抑うつ的でなかった母親の子どもを対象に一一歳の時点で知能を比較したところ、抑うつ的であった母親の子どもの知能が有意に低く、さらに注意の障害と数学的推論に問題が認められた。また、男子に障害がより顕著であり、動作性ＩＱにその傾向が著しかった。

一方、カーストジェンズら[166]は、子どもが六・三歳の時点で、母親に対し抑うつのスクリーニングを行ない、出産以来母親がうつ病に罹患していたかどうかの診断を行なった。そして、うつ病群とそうでない母親の子どもについて認知機能の検討を行ない、母親のうつ病が子どもの認知機能の発達に与える影響は無視できる程度のものであるが、母親の抑うつが慢性的である場合や、子どもが男の子であったり、出産がハイリスクである場合、家族の社会的リスクが大きかったりする場合には影響が見られるかもしれないとしている。

さらに、妊娠中の母親の抑うつが出産後の子どもの発達に与える影響についてこれまでなされた長期のフォローアップ研究について述べておこう。

マキら(181)は、妊娠期に抑うつ的であった母親から生まれた子どもの三三年後の犯罪行為について検討している。その結果、母親の出産前の抑うつと子どもの犯罪行為とのあいだの関連は強くはなかったが、男子では有意な関連が認められた。しかし、女子では有意な関連が認められなかった。このように、妊娠期の母親の抑うつが子どもの成人後の犯罪傾向に影響を与えるかどうかといった問題についてこれまで他に研究は行なわれていないが、妊娠期の母親の抑うつ傾向が子どもが成人期になってからの行動にわずかではあるが影響を与えているという結果は興味深いものである。

5　妊娠、産褥期の抑うつの治療

これまで妊娠、産褥期の母親の抑うつと母子相互作用の問題などについて述べてきた。ここでは、そのような母親の治療を巡る問題について、いくつかの話題を取り上げることにする。

うつ病の治療には、大きく薬物療法と心理療法の二つが用いられている。ここではまず、心理療法について検討することにする。

(1) 心理療法

うつ病の心理的アプローチについては認知行動療法と対人関係療法が有効であると一般にいわれている。

認知行動療法については、軽度から中等度のうつ病に対して薬物療法と同程度に有用であることが指摘されている[118]。しかし、妊娠中のうつ病に対して認知行動療法が有効であるかどうかについて公表された研究はこれまでのところ存在しない[226]。

一方、対人関係療法もうつ病の心理療法として有効であることが報告されているが、これについては、妊娠中のうつ病について有効性を報告したものがいくつか存在している。スピネッリら[255]は一三名の女性を対象に妊娠中のうつに対人関係療法が有効かどうかを検討している。この研究は、オープントライアルのパイロット研究ではあるが、その結果は妊娠期のうつ病に対して対人関係療法が有効である可能性を示唆するものであった。また同じくスピネッリら[256]は、うつ病の診断基準に合致した妊娠期の女性五〇名を一六週に渡る対人関係療法を受ける群と子育て教育プログラムを受ける群に分けて経過を検討した。その結果、対人関係療法を受けた女性の五〇パーセント以上が症状の寛解を経験した。このような結果から、スピネッリらは、対人関係療法が妊娠、周産期のうつ病に対し有効である可能性があるとしているが、妊娠期のうつ病に対する対人関係療法の治療効果についての研究はまだまだ少ないのが現状である。

(2) 薬物療法

ここでは妊娠、産褥期の薬物療法について見てみることにする。

妊娠期の薬物療法については、妊娠初期から薬物を投与された群と妊娠後期に薬物を投与された群に分けて検討されることが多い。

i　妊娠初期からの投与

選択的セロトニン再取り込み阻害薬（selective serotonin reuptake inhibitor：ＳＳＲＩ）がうつ病の治療に導入され、出産年齢の女性が多く服用するようになったが、妊娠に対する安全性に関するデータはあまり存在しない。フルボキサミン、パロキセチン、セルトラリンなどのＳＳＲＩに関する動物実験では、胎児の形態異常や周産期の合併症についてのリスクの増大は示されていない[161]。そこでクリンら[161]はフルボキサミン、パロキセチン、セルトラリンを服用していた妊婦を追跡調査した。その結果、服用していた薬物間で妊娠予後に差は見られなかった。すなわち、大奇形、妊娠中絶、死産、出生体重、妊娠週数等に差異はなかった。また、妊娠初期にのみＳＳＲＩを服用したものと、妊娠の全期間に渡ってＳＳＲＩを服用したもののあいだでも妊娠の予後に差は見られなかった。こうした結果から、この研究で使用されたＳＳＲＩは、先天奇形の割合を高める危険性は少ないと考えられた。また、クリンらは、フルボキサミンを用いた研究で妊婦が薬物を服用した後、子どものＩＱ、言語、行動の問題に差異は認められなかったとしている。

また、Ａ・エリクソン[73]は妊娠初期に三環系抗うつ薬、ＳＳＲＩ、コントロール群について、薬物が投与された影響を検討している。その結果、抗うつ薬を服用している母親は早期に出産する傾向が認められ、さらに抗うつ薬を服用している女性は喫煙が多いといった結果が明らかにされている。しかし、いずれの薬物も、催奇形効果を持つことは証明されなかった。さらに、ウィスナーら[289]によると、三環系抗うつ薬やＳＳＲＩの服用によって子宮内の胎児死亡が増える可能性はないとされている。また、三環系抗うつ薬、ＳＳＲＩの投与によって出産時において、大奇形が増大する証拠はないことが示された[289]。

これらの結果から、妊娠初期に抗うつ薬が投与された場合において、胎児において奇形の発生や胎児死亡が増大するといった傾向はこれまでのところ見い出されていないと考えられる。

ⅱ　妊娠後期における投与

妊娠後期にＳＳＲＩやＳＮＲＩにさらされた新生児において、産後に不適応的な行動が見られることがある。イライラした落ち着かない感じ（jitteriness）、筋緊張低下、弱々しい涕泣、呼吸障害、低血糖、低アプガースコア、けいれんなどの症状を伴うといわれている[226]。これらの症状は、出産後、数時間以内に始まり、通常は支持的なケアで一、二週間以内に消失するといわれている。ＳＳＲＩにさらされた新生児の三〇パーセント程度に出現するといわれており、未熟児に頻度が高いとされている。しかし、ＳＳＲＩに触れたことのない比較対照群を用いた研究では、新生児期の不適応行動の出現頻度に有意差は見られなかったとしている[185]。

三環系抗うつ薬による退薬症状と、直接的な逆作用の両方がこれまで報告されているとウィスナーら[289]は述べており、周産期におけるフルボキサミンの投与によって新生児期の適応行動に直接的な逆効果を示した例を報告している。さらには、スティスカルら[265]は、フルボキサミンについては、妊娠期に胎児がフルボキサミンに暴露された後不適応行動で特徴づけられる退薬症状を示すことが知られているが、パロキセチンについてはこれまでほとんどそのような現象は知られていないとし、新生児期にパロキセチンにより退薬症状を示した四例を報告し、新生児パロキセチン退薬症候群と命名している。これらの報告からすると、妊娠後期にＳＳＲＩを服用した母体から出産した子どもは、出生後薬物による直接的な作用と、退薬症状による多彩な不適応行動を示すが、通常、それらの症状は一過性で、一、二週間でその影響は消失すると考えられる。

また、キャスパーら[41]は、乳児がＮＩＣＵに入院した母親は妊娠第三期にＳＳＲＩを服用していたものが多いと指摘しているが、ＳＳＲＩにさらされた子どもの精神運動発達にわずかな遅れが見られたにすぎなかったとしている。

iii　抗うつ薬服用中の母乳栄養

産褥期において、母親が抗うつ薬を服用している際に、母乳栄養を行なうことについていくつかの研究がなされている。

ＳＳＲＩの一種であるフルオキセチン（日本では発売されていない）を服用中の母親について母乳栄養と子どもの体重増加の関係について検討が行なわれた[42]。その結果、フルオキセチン服用中の母親の母乳で育った乳児の成長曲線は、服薬していない母親の母乳で育った乳児の成長曲線より、有意に低いことが示された。しかし、フルオキセチン服用中の母親のだれも、乳幼児の行動に異常を見い出さなかった。

この結果については、フルオキセチン服用中の母親の薬物量の一〇パーセント以下しか乳児に移行しないと考えられているので、乳児の体重減少が薬物の直接的な作用によるとは考えにくいとしている。また、フルオキセチン服用中の母親によって母乳栄養を与えられた乳児の多くは出生前の胎児期にフルオキセチンに長期間暴露されており、出産後の成長への影響は妊娠中からのものである可能性も考えられるとしている[42]。

キャスパーら[41]は、母乳を通して乳児に達する抗うつ薬の量は母親の薬物量の一パーセントから一〇パーセントにすぎないと考えられるので、それによってグループ間の違いが弱められた可能性があると指摘している。また逆に、母乳に含まれている抗うつ薬によって乳児の健康が長期的に影響を受けるかどうかということについては、これまであまり関心を持たれてこなかったとしている。さらに、わが国の吉田ら[296]は、フルオキセチンを服用中の母乳栄養中の母親四人の子どもを一年間観察し、発達に問題がなかったことを報告している。

このような研究からは、抗うつ薬を服用中の母親が母乳栄養を行なったとしても母乳を通して乳児に移行する抗うつ薬の量はわずかであり、ほとんど乳児の発達に影響がないと考えられている。

6　抗うつ薬服用と自然流産、奇形について——再考

これまで妊娠産褥期の抑うつの心理療法、薬物療法について、その概略を述べてきた。それによると、妊娠産褥期に抗うつ薬を服用しても、とくに大きな問題は生じないという一般的な結論であった。しかし最近、いくつかの問題が新たに注目されるようになってきた。それでここでは、妊娠産褥期の抗うつ薬服用を巡る最近の視点について、触れておくことにする。

すでに述べたように、妊娠中においても、抗うつ薬はしばしば用いられるものであり、妊娠初期の

ある時点で妊婦の三・七パーセントが抗うつ薬を服用していたという報告も見られる[231]。実際、妊娠期においてＳＳＲＩを使用した妊婦は一九九六年の一・五パーセントから二〇〇五年の六・二パーセントへと大幅に増加している[102]。

これまでの研究では、自然流産（Spontaneous abortion）を抗うつ薬服用による一次的な予後とはあまり考えられていなかった[204]。ところが、近年妊娠期における抗うつ薬服用の一つの結果として、自然流産の増加が注目されている。

ここでいくつかの研究を挙げることにする。

ナカイ－ポアら[204]は、妊娠一日目から妊娠二〇週までに自然流産した女性を対象にして研究を行なっている。すなわち、妊娠一日目から自然流産の日までに抗うつ薬を服用した妊婦を対象に、服用した抗うつ薬の種類によって、ＳＳＲＩ服用群、三環系抗うつ薬服用群、ＳＮＲＩおよびその他の抗うつ薬服用群の三群、さらにコントロール群に分けて検討を行なっている。その結果、対象者の七・三パーセントが自然流産を経験していた。そして、自然流産を経験した女性の方が、そうでない女性と比べて年齢が高い傾向が見られた。その結果、妊娠中の抗うつ薬の服用は自然流産を六八パーセント増大させることを明らかにし、とりわけ、自然流産はＳＳＲＩの服用と関連性が高いことを明らかにした。一方、妊婦の喫煙や肥満はこれらの所見を変化させるほどの強い関連を有していなかった。

ジェンタイル[102]は、これまでの研究を分析し、フルオキセチン、セルトラリン、シタロプラム、ベンラファキシンなどについて、それらの抗うつ薬を妊娠早期に服用したことによる自然流産の増加について検討しているが、いずれも自然流産の増加傾向は見られないとしている。また、抗うつ薬による治療よりも、妊婦の抑うつ状態そのものが自然流産の増加に関与しているのではないかという考え方についても検討している。そして、彼ら自身のデータから、自然流産の割合は一〇〜二〇パーセントという期待値と差異がないことを明らかにした。

また、エイナーソンら(68)は、早期妊娠期に抗うつ薬を服用した妊婦について、自然流産（Spontaneous abortion）と治療的流産（Therapeutic abortion）の頻度について検討を加えている。しかし、一般人口における自然流産の割合は一一・五〜一二・七パーセントといわれているが、自然流産に加えて、治療的流産の割合がどれくらいかを特定することはさらに困難であった。この研究では、抗うつ薬を服用していた女性は自然流産が有意に多かったが、今回の研究では、抗うつ薬を服用したことに対する効果と抑うつ状態それ自体の影響を区別することが困難であった。また、治療的流産に関しては、抗うつ薬を服用した群で三倍の頻度であったといわれている。

これまで、妊娠早期に抗うつ薬を服用した際に自然流産が増加するのではないかという最近注目されている問題を取り上げ、文献を検討してきた。これまでのところ、研究により結果は一致してはおらず、いずれともいいがたいところがある。しかも、問題は自然流産という目立たないものであるため、その影響を見分けることが困難である。それゆえこの問題についてはさらに詳細な検討が加えられ、影響の有無を明確にすることが必要と思われる。

ところで、もうひとつ、最近注目されているものに、妊娠後期におけるＳＳＲＩ服用と、新生児における持続性肺高血圧症（ＰＰＨＮ）の関連性が挙げられる。

ＰＰＨＮは、出産後に肺血管の拡張が起こらず、結果として低酸素症を引き起こす、まれではあるが重篤な障害である。ＰＰＨＮは、一〇〇〇人の出産に対し一、二名の割合で発生するといわれている。死亡率は、治療にもかかわらず、一〇～二〇パーセントの割合に上がるといわれている。

初めて、ＳＳＲＩとＰＰＨＮとの関連を示唆したのはチェンバースら[43]の報告である。チェンバースら[43]は、妊娠後期にフルオキセチンを服用した妊婦では子どものＰＰＨＮの発症率は二・七パーセントであったのに、妊娠前期にフルオキセチンを服用した妊婦では、子どものＰＰＨＮ発症率は〇パーセントであった。そして、妊婦が妊娠後期にＳＳＲＩを服用すると、子どものＰＰＨＮとＳＳＲＩのあいだに有意な関連があることが明らかにされた。また、カレンら[139]も妊婦がＳＳＲＩを使用することと子どものＰＰＨＮの発症のあいだに関連性があることを支持する論文を報告している。

この他、妊娠早期におけるパロキセチンの服用と心臓奇形の発生が関連するという議論も二〇〇五年に公表され、ベラードら[17]は、妊娠初期にパロキセチンを服用しても心臓大奇形の発生リスクは有意には増大しないが、パロキセチン二五ミリグラム以上の服用で心臓大奇形のリスクは三倍に上昇するという結果を報告している。

これまでの報告では、妊娠産褥期の抗うつ薬の服用に関しては、比較的問題がないという報告が多かったように思われるが、最近では、新たな問題の発生の可能性が指摘されており、より細心な検討が必要とされている。

2 NICUにおける問題

1 NICU

近年、新生児集中治療室（NICU）の普及に伴い、極低出生体重児（一五〇〇グラム未満）や超低出生体重児（一〇〇〇グラム未満）の生存率が急速に改善されてきている(253・270)。従来、NICUでは子どもの救命が第一と考えられ、長期間にわたって母子の面会が禁止されるなど、母子の相互交流に関する配慮はあまりなされてこなかった。しかしながら、クラウスら(156)の研究以来、親子の心理的な問題にも関心が払われるようになってきた。以前は早期の母子分離が一般的であったのが、次第に早期から母子を面会させるようになり、最近では二四時間いつでも両親が面会できるようになるなど、NICUにおけるシステムも大幅に変わってきている(203)。

このように低出生体重等でNICUに入院した子どもの母親に対して、早期に心理的介入が行なわれるようになったが、母親は低出生体重児を出産したことにより、複雑な心理的過程を体験することになる。古くはカプランら(140)によって記載された低出生体重児を出産した母親がどのような心理的過程を体験するか、その過程を記載しておこう。

(1) 子どもの死を予期すること

(2) 熟産児を出産できなかったという失敗を認めること

(3)　子どもが生存可能となったとき、それまで中断していた子どもとの積極的なかかわりを再開すること

(4)　未熟児が正常児と異なり、特殊な養育上の欲求や成長パターンを有していることを認めること

低出生体重児の母親はわが子が生死の境を彷徨っているあいだに、ここに述べたような心理的課題を達成しなければならない。

ところで、低出生体重児で母子の適切な相互作用を促進するために、さまざまなアプローチが提案されてきた。そのいくつかを挙げると、(1)赤ん坊をより活動的、反応的にするために赤ん坊に付加的な刺激を与える方法、(2)母親が赤ん坊の発するサインに敏感になり、より適切な介入ができるように、母親を教育、指導、指示していく方法、などが試みられている。しかし、最近では、低出生体重児はＮＩＣＵにおいて過剰刺激にさらされているのであり、むしろ刺激を少なくして、子宮内に近い環境を保つのがよいという考え方がなされるようになってきた。ここではＮＩＣＵを巡る最近のいくつかの話題を取り上げることにする。

2　カンガルーケア

カンガルーケアはコロンビアのボコタで小児科医のレイとマルチネス[229]によって始められた未熟児の養育方法である。この方法は医療施設や医療機器が不足しており、未熟児に十分なケアが提供できない発展途上国で周産期医療の貧困を代替するものとして、開発されてきた。

カンガルーケアとは、オムツを付けただけの未熟児に対し、親も胸をあけて素肌の上に未熟児を胸と胸を合わせて抱くようにする方法である。このような方法により母子双方に良好な効果があることが明らかとなり、急速にＮＩＣＵで広まってきた。

繰り返すがカンガルーケアとは、母親が服の前をあけ、オムツをしただけの子どもを直接肌と肌をふれあうように抱っこをする方法であり、カンガルーが子どもを胎嚢に入れて、養育している姿に似ているので、カンガルーケアあるいは skin to skin care といわれている。元来カンガルーケアは、発展途上国における医療設備の乏しさや貧困を補うために、それを代用するために、考え出されてきたという特徴がある。しかし、カンガルーケアは予想以上の効果を有しており、カンガルーケアを導入することによって、低出生体重児の体温の維持がはかられ、交差感染が減少し、母親の乳汁分泌が増加し、愛着形成が促進され、養育放棄が減少したといわれている(125)。

3　ディベロップメンタルケア

これまでも、低出生体重児に対する母子関係など心理環境的な問題に対して、さまざまな指摘がなされてきており、それに対して対応がなされた結果、ＮＩＣＵにおける心理社会的環境もかなり改善されてきている。しかし、これまでどちらかといえば、新生児に対する医療行為が優先され、低出生体重児の暮らす環境という面に関しては、必ずしも十分な配慮が払われてきておらず、二次的なものとして扱われてきたといわざるを得ない。

そのような中で、アルスら(7)によってＮＩＣＵ内における低出生体重児の取り扱いについてディベロップメンタルケア（Developmental Care）といわれるものが提唱されるようになり、ＮＩＣＵ内における低出生体重児の取り扱いに一定の規則性が主張されるようになった。

その基本的な考え方は、低出生体重児はＮＩＣＵ内で過剰な刺激にさらされているのであり、できるだけ低出生体重児を刺激の少ない子宮内に近い環境で育てようとするものである。ここでは、ディベロップメンタルケアの考え方をバイヤー[31]に従って概説することにする。

この治療的介入は以下のような項目からなっている。

(1)　騒音と視覚刺激を減らすことで、環境の調整を行なうこと
(2)　子宮内の体勢に近づける目的で、体を曲げたポジショニングの固定を行なうこと
(3)　休息の時間を確保するために、ケアを集中させること
(4)　おしゃぶりを使用すること
(5)　カンガルーケアを行なうこと
(6)　多胎児の場合、同胞と一つのベッドを共有すること
(7)　乳児の自己統制を促進すること
(8)　両親と協同し、親と子のきずなを促進すること

これらの要因のいくつかについてここで簡単に触れておこう。

低出生体重児はすでに出産のときに、正常の子宮環境と正反対のハイテクノロジーや騒々しくて明

るい環境を経験することになる。照明はＮＩＣＵで重要な要因のひとつであり、急激な照明の増大は新生児にストレスになるといわれている。照明を周期的に明るくしたり暗くしたりする状態と、持続的に薄暗い状態にしておいた場合を比較した場合、照明が周期的に変化する方が新生児の体重増加を促進することが明らかになった。ＮＩＣＵの騒音レベルも大きな問題であり、さまざまな医療装置の発する音や人の活動で、騒音レベルは九〇デシベルを超えることがしばしば見られた。

この騒音レベルもＮＩＣＵの環境で重要な問題である。さまざまな騒音や医療的処置によって、子どもは規則的な睡眠から、むずがったり、泣き叫んだりする状態に急激に変化する。また、これらの騒音が低出生体重児の聴覚障害を生じることがある。そのため、インキュベーターにカバーをかけたり、柔らかい耳栓が用いられたりする。

また、医療処置を乳幼児にとって適当な時間にまとまって行なうことは、子どものエネルギー消費を減少させ、また子どもの睡眠時間を増やすことによって、子どもによい影響を与えるといわれている。

おしゃぶりを使うことによって、心拍数を減少させ、酸素飽和度を高め、処置による痛みを軽減させるといったこともいわれている。

多胎児をひとつのインキュベーターに入れることも重要なディベロップメンタルケアの一部である。子どものあいだで運動活動のやりとりが見られ、子どもの体温を維持するのにインキュベーター内の温度が低くて済むとされている。

カンガルーケアについてはすでに述べた。

また、低出生体重児の体重を量るときに、子どもを細い布で巻くことによって、子どもの自己コントロールの能力が高まったという報告もある。

最後にこれらのディベロップメンタルケアプログラムの要素のひとつは家族を中心においたケアであり、母親のストレスや抑うつを改善し、子どもに対する授乳や相互作用を改善することである。

このように、低出生体重児に対する治療的介入は次第に変化してきているが、子どもがNICUに入院している親の心理的な負担はどのようなものであろうか。この点に関して、ハイリスクの極低出生体重児の親が体験する不安、抑うつなどについて研究がなされているが、必ずしも見解が一致しているわけではない。[28, 253] われわれのデータでは、NICU入院群と一般対照群で抑うつの程度に有意な差は認められなかったが、NICUに入院した子どもをその原因により、低出生体重群、呼吸障害群、黄疸群、その他の障害群に分けて調べたところ、低出生体重児の母親が他の障害の子どもの母親より抑うつ傾向が高いことが指摘された。つまり、われわれの研究からはNICUに入院している群と一般群の母親では抑うつ傾向に有意な差は認められなかったが、NICUに入院している障害群の中では、低出生体重児の母親が抑うつ傾向が有意に高かった。NICU入院群の中でも低出生体重児群の母親はストレスがとりわけ高いのかもしれない。[201]

また、カースティングら[150]は、極低出生体重児を出産した五〇名の母親を対象に構造化面接を行ない、一五・六パーセントの母親がうつ病やパニック障害の診断に合致した。そしてこの結果から、母親にとって低出生体重児を産むことは心的に外傷的で、重大なライフイベントであり、出産直後のみならず、出産後一四カ月においても有意に高い心的外傷体験を報告していると述べている。

このように、低出生体重児などがＮＩＣＵに入院すると、それは母親にとって深刻な心理的ストレスとなるとともに、家族全体にとっても大きな負担となる。[270] そのため、家族全体に対する治療的介入が必要となるのである。

3　妊娠の中断とメンタルヘルス

妊娠は家族にとって、新たな子どもの誕生を期待するという、ひとつの喜びに満ちた事態ではあるが、妊娠という事態は必ずしもすべて順調に経過するとは限らず、思いがけない胎児の死による妊娠の突然の中断といった事態に直面することもまれならず存在する。周産期死亡とは一般的に胎児死亡と出生後二八日以内の新生児死亡のことをさしている。周産期における子どもの死は家族にとって非常に外傷的な出来事である。

妊娠二〇週以内の早期の流産は一〇〇回の妊娠に対し一〇〜二〇回、後期の流産は一〇〇回に対して二回といわれている。アメリカの周産期死亡は一〇〇〇の出産に対して一一・六といわれている。[11] このように胎児の妊娠中の死亡は珍しいものではない。そしてこれらの体験は家族に長期間影響を残す。母親の五分の一は長期化したうつを経験したという。[88] また、胎児を喪失した後の妊娠において、約五分の一の母親が心的外傷後ストレス障害（ＰＴＳＤ）の症状を示したという。[278]

このように、母親は胎児の死亡後も胎児に対する喪の作業を達成することができず、さまざまな精神、身体症状を呈することになる。

そのひとつとして、「身代わりの子ども症候群 replacement child syndrome」といわれるものがある。この症候群は少し古くなるが、カインらによって一九六四年に発表されたものである。身代わりの子どもは両親によって、亡くなった子どもの代わりとして扱われる子どものことである。この目的のために、通常、年下の子どもが用いられるか、そのために新たな妊娠が行なわれたりする。身代わりの子どもは通常親から過保護に育てられる。身代わりの子どもは死んだ兄弟の理想的な姿を投影されるので、いくら理想的な子どもを演じたとしても、死んでしまった兄弟の理想像を演じることは不可能である。そのため、身代わりの子どもの役割を負わされた子どもにはさまざまな問題が発生するといわれている。死んだ子どもに対する親の喪失感はこのような身代わりの子どもによって埋め合わせることはできないのであり、死んだ子どもに対する喪の作業がなされることが必要である。

ところで、ヒューズら[127]は死産の後に生まれた子どもが母親に対する愛着行動において非組織的(disorganization)な愛着行動を示すことが有意に多いことを示している。このように死産後の子どもとの母子関係の問題などを改善するために、二五年ほど前から死産児の取り扱い方が変化してきた。

それ以前には、親が死んだ子どもの姿を見て動揺しないように、胎児の屍体は両親が見ないように処理されていた。しかし、それに対し、両親は子どもの屍体を見、それを抱き、まるで生きている子どもであるかのように服を着せ、葬式を行ない、記念物を残しておくように勧められるようになった[127]。死んだ胎児と身体的接触をし、思い出を作り上げておくことが、親が子どもの対象喪失から回復することを促し、家庭内において親や他の家族とのあいだに病理的な関係を作り上げることを防止すると考えられた。そしてこれが、死産後の母親の心理社会的ケアのガイドラインとなってきた。

このような考え方に対しヒューズら[127]は子どもをもっておらず、前回に一八週以降の自然流産をした妊婦と今回初めて妊娠した妊婦を対象に母親のメンタルヘルスについて検討を行なった。それによると、死産後に精神医学的治療を受けた女性はいなかった。また、死産を経験した女性が次に妊娠した際に、対照群と比較して妊娠後期において、抑うつ、不安、ＰＴＳＤが有意に高い値を示していた。しかし、子どもを死産したときに、子どもを見なかった母親の方が死んだ子どもを見たり、抱いたりした母親よりも妊娠後期における抑うつやＰＴＳＤの程度が有意に軽いものであった。このように、ヒューズら[127]の結果は死産後の母親の心理学的取り扱いのガイドラインに書かれていることとは必ずしも一致しないものであった。それゆえ、死産後の母親の取り扱いについては現在のところ一致した見解はないといえるだろう。

これまで、流産後に体験される心理的反応のうち、もっとも注目を浴びたのは抑うつ症状である。流産後早い時期における抑うつの頻度は三〜五一パーセントと報告によってかなり幅が見られる。だが一般的には、流産後の抑うつの割合は対照群に比べて三〜四倍上昇しているといわれる[277]。そしてこれらの抑うつの経過については、流産後一二カ月までに次第に軽減していくと報告されている[277]。

一方、流産後の女性が感じる不安についてはこれまであまり注目されてこなかった。流産後の不安についてフォローアップ研究をしたところ、流産直後には、臨床的に意味のある不安が約一九パーセントから四〇パーセントに見い出された。そして、これらの不安は流産後三〜四カ月のあいだ高値を保ったままであった。流産を経験した女性の約五〇パーセントが喪失の一年以内に妊娠するということを考慮に入れると、流産がその次の妊娠中における妊婦の不安レベルにどのような影響を与えているか興味深い問題である。[100]

ところで、前の流産の衝撃が次の妊娠中における母親の胎児愛着にどのような影響を与えるかについてはあまり明確ではない。出産前の母親の胎児に対する愛着は、周産期において子どもを喪失した既往があるかないかによって影響を受けないことが見い出されてはいるが、周産期に胎児を喪失した既往を有する妊娠女性は、そのような胎児の喪失を経験していない女性と比べて、胎児に対する愛着感が有意に低いといったこともいわれている。[277]

ツァルツァラら[277]は流産した母親の心理的問題について広汎な検討を行なっているが、その中で、流産後に妊娠した母親の心理過程を妊娠の時間経過に沿って調べている。それによると、流産を経験した女性は妊娠初期に高レベルの妊娠特異的な不安を感じるが、妊娠後期になると、流産を経験した女性と対照群の女性のあいだに不安のレベルに差異が見られなくなっていた。つまり、流産を経験していた女性の体験する不安は妊娠初期から妊娠後期にかけて、有意に減少していくことが明らかにされている。

さらに母親の胎児に対する愛着については、過去に流産歴を有する女性はその後の妊娠の早期の段階でも情緒的愛着を胎児に向けることを回避しようとする傾向は見られず、前回流産群の母親は対照群の母親と愛着得点に有意な差は見られなかった。

ツァルツァラら[277]の結果によると、過去に流産を経験した女性はまだ妊娠が継続するかどうか不明の段階である妊娠初期には妊娠についての不安が強いが、妊娠後期になり妊娠が安定してくると、妊娠に関する不安も軽減してくると考えられた。それに対し、母親の胎児に対する愛着は、胎児の喪失をおそれて妊娠早期から愛着を形成する傾向を遅らせるといったことは見られないと考えられた。

これまで流産と母親のメンタルヘルスを巡る話題を取り挙げ、この問題の重要性に触れてきた。しかし、この領域は、わが国においてはまだあまり注目されていない領域である。そのため世界の状況についてかなりの紙幅を費やした。海外においても、周産期において母親のこころの問題にさまざまなアプローチが試みられているが、まだその考え方は多様であり、一定の見解に達しているわけではない。近年、わが国においてもこのような治療的介入に関心が持たれるようになり、周産期の問題を巡って少しずつ活動が広がってきている。

4　妊娠出産と虐待

今日わが国では児童虐待の増加傾向が指摘され、その対策が焦眉の急となっている。しかしながら、母親が胎児を虐待するという可能性については、ほとんど関心が向けられることはなかった。というのも、妊婦がそのような行動をするということを誰も予想しなかったからである。しかし、母親が胎児を虐待したという報告がこれまでいくつか認められる[1,50,51,149,194]。

胎児虐待の概念は虐待者によって潜在的に胎児を損傷する危険性があると認識されている行為を行なうこととされている。このような状態をコンドン[51]は胎児虐待と記述している。彼によると、胎児虐待は妊娠後半に認められるもので、(1)胎児への（腹壁、あるいは膣を通しての）直接的な物理的攻撃がまず挙げられる。これにはバイクなどに乗っていて事故を起こし、意識的、無意識的に腹部を怪我することなども含まれる。(2)アルコール、ニコチン、あるいは薬物による〝化学的〟攻撃から胎児を守ることができない、といった二つのタイプの虐待があるという。二番目の虐待は要するに妊娠中に胎児を守るために有害な物質の服用を止めることができないことである。

しかし、アルコールやその他の物質の乱用は、一般的に妊娠以前から持続しているものであり、胎児に害を加えようと直接的に意図したものではない。それゆえ、胎児に物理的暴力を加えようとする(1)の虐待と同一のものと考えてよいかどうかは検討の余地があるように思われる。ケントら(149)は腹部を殴打したりする物理的虐待のケースを五例報告しているが、それらのケースは妊娠中にアルコールや薬物乱用の経験を有していなかった。このような点からも(1)と(2)の虐待の発生のメカニズムについては異なっている可能性があり、さらに検討が必要であろう。

コンドン(50)は一一二名の妊婦を調査し、八パーセントの妊婦が胎児を傷つけたり、罰したりしたい衝動を感じており、さらに、四パーセントの父親も同様の衝動を感じていたとしており、妊婦にこのような衝動が必ずしもまれではないことを明らかにしている。そして、彼は自分の腹を打ち付けた一〇代の妊婦二人の症例を記述している。彼が報告した胎児虐待の五症例のうち、二例では出産後も虐待が続いた。

一方、ケントら(149)も五例の症例を報告しているが、全例それまでに抑うつ症状を呈していた。また、出産後に二例では母子の関係が好転したが、残りの二例では愛着障害が見られ、一例では、最終的には里子に出されることになった。しかし、ケントら(149)の胎児虐待の症例では、その後児童虐待を呈した母親はおらず、胎児虐待と児童虐待の関連性については、明確には述べられていない。この点に関しては、マッケンジーら[177]も、胎児虐待と児童虐待の関連については研究されておらず、もし、胎児虐待が児童虐待のハイリスク要因であるならば、出生後半年といった早期の児童虐待を防止するのに重要な兆候となるであろうとしている。

さらにケントら[149]によると、胎児虐待はこれまで過小報告されてきたと思われるが、実際の頻度については正確なところはわからない。今後わが国でもこのような妊娠期における胎児虐待といった問題が注目されるようになるのではないだろうか。

第8章　虐待について

近年、わが国においても児童虐待の増加傾向が指摘され、医療、福祉など多くの領域で関心が高まってきている。こうした児童虐待の増加傾向が現代日本の家族、社会状況と何らかの関連を有していることは容易に推測されるところではあるが、児童虐待はけっして現代に特有な現象ではない。今日、児童虐待といわれる事態は有史以来繰り返されてきたことであり、ごく最近までむしろはるかに日常的な事態であったということができるだろう。こうした児童虐待の歴史については、ラドビル[225]やスター[258]などによって詳細に記述されている。またわが国の歴史については池田[130,132]に詳しい。ここでは、スター[258]の著作からその一部を引用することにする。

幼児殺しは古代より紀元三七四年まで一般的なものであった。この年、ローマ帝国において人口増加を計るために幼児殺しが禁止された。当時、幼児殺しは社会的に受け入れられたものであり、子どもは川に投げ込まれたり、つぼの中に押し込まれたり、道路に捨てられたりした。しかも、男子より女子の方が捨てられることが多かった。さらに注目されることは、こうした行為が実際には一九世紀まで続いてきたことである。たとえば、一八四三年までドイツにおいて新しく建てられた建物の強度を高めるために壁や土台の中に生きた子どもが入れられたのである。

（一二〇頁）

こうした記述から、子どもの人権が問題とされるようになったこと自体が非常に現代的な事態であるということができるだろう。そうした動きの中で児童虐待の問題が注目され、関心を集めているのである。本項ではこれまでの児童虐待研究の成果の一端を明らかにするとともに、今後を展望することにする。

1　概念の歴史と定義

子どもに対する虐待は先に述べたように有史以来続いてきたものであるが、医学領域においてこの問題が取り上げられるようになったのはそれほど古いことではない。

一九四六年にキャフィー[32]は、慢性硬膜下血腫に長管骨の多発性骨折を伴った六例の乳児について記述したが、これが身体的虐待の症例が医学的に取り上げられた最初であるといわれている。キャフィーは、これらの症例の一例において、子どもは明らかに両親から望まれておらず、意図的に子どもを不適切に取り扱った可能性が考えられると述べているが、いずれのケースにおいても外傷の既往は認められないとしており、これらの骨折の原因を特定してはいない。その後一九五三年に、シルヴァーマン[252]は同様の多発性骨折を呈した三症例のレントゲン像を詳細に検討し、それらが外傷によって生じたものであることを論じた。さらに、ウーリーら[292]はそれらの骨折が家庭内の暴力によるものであることを示唆した。そして、ケンペら[146]は「被虐待児症候群 the battered-child syndrome」という名称を提唱し、子どもが両親（あるいは養育者）によって虐待されるという事態がまれならず存在することに注意を喚起し、その症候、診断、治療等について詳細に記載した。これ以後、医学領域において、子どもの虐待に対して、重大な関心が向けられるようになった。

被虐待児症候群の呈する状態像については多くの記載があるが、一般に虐待を受けている子どもたちは十分なケアを受けていないことが多く、衛生状態が不良であったり、るいそうや発育遅滞が認められることがしばしばである。顔貌は無欲状であったり、おびえて緊張した表情をしていたりする。皮膚外傷としては多彩な所見が見られ、皮膚出血、血腫、裂傷、擦過傷などの他、熱傷やタバコによる火傷なども認められる。重篤な症状としてしばしば認められるものに、頭部打撲による硬膜下血腫や脳挫傷がある。脳圧亢進、けいれん、意識障害などの中枢神経症状が出現し、眼球内出血、網膜出血などを伴うこともある。また、肋骨や四肢の長管骨の多発性骨折が認められることも多い。とりわけ、硬膜下血腫と長管骨の多発性骨折の合併は虐待を疑う所見として重視されている。さらに、消化管、肝臓、腎臓などの内臓破裂によりショック症状を呈することもある。その他、薬物の過剰投与、ガスや毒物に故意に触れさせるといった目立たない形での虐待も存在している。こうした形の虐待と関連した特殊なものとして、メドウ[189]による「代理ミュンヒハウゼン症候群 Munchausen syndrome by proxy」を挙げることができる。この症候群は、母親が自分の子どもについて虚偽の病歴を語るとともに、故意に過量の物質を投与したり、尿等の検査材料をすり替えたりして医師をだまし、精査を求めて病院を遍歴するもので、なかには塩分の過量投与によって死に至った症例も報告されている。

ケンペによる被虐待児症候群の提唱は、子どもが家庭において虐待されているという問題に多大な関心を引き起こすことになった。

一方、医学領域において児童虐待（child abuse）という名称が初めて用いられたのは一九六五年の *Quarterly Cumulative Index Medicus* 誌上であり、このタイトルのもとにそれまで発表された約四〇の論文リストが掲げられた[225]。その後、身体的虐待を主とする被虐待児症候群をも包括するより広義の概念として、児童虐待という用語が一般に用いられるようになってきた。

一方、わが国において児童虐待に関心が持たれるようになったのは、一九七〇年頃からである。一九七一年に橋本[112]、佐竹[238]らによって被虐待児症候群の概念が紹介された。そして当初は主として小児科領域でこの問題に関心が持たれることになったが、このあいだの事情については庄司[248]に詳しい。乳幼児精神医学、児童青年精神医学の領域において児童虐待に関心が向けられるようになったのは比較的最近のことであり、[119・121・122・268]筆者らもいくつかの報告を行なっているが、子どもの虐待研究の歴史は比較的浅いといえるだろう。

表9にわが国の児童虐待調査会における児童虐待の定義を掲げてあるが、その定義は、身体的虐待、保護の怠慢ないし拒否、性的虐待、心理的虐待を含むものである。しかし、コービン[159]も述べるように、何が適切な養育であり、何が虐待であるかは文化によってその基準をまったく異にしており、児童虐

表９　児童虐待の定義（児童虐待調査委員会による）

親，または，親に代わる保護者により，非偶発的に（単なる事故ではない，故意を含む），児童に加えられた，次の行為をいう．

(1)　身体的暴行――外傷の残る暴行，あるいは，生命に危険のある暴行（外傷としては，打撲傷，あざ〈内出血〉，骨折，頭部外傷，刺傷，火傷など．生命に危険のある暴行とは，首をしめる．ふとん蒸しにする，溺れさせる，逆さ吊りにする，毒物を飲ませる，食事をあたえない，戸外にしめだす，一室に拘禁するなど）．

(2)　保護の怠慢ないし拒否――遺棄，衣食住や清潔さについての健康状態を損なう放置（栄養不良，極端な不潔，怠慢ないし拒否による病気の発生，学校に登校させないなど）．

(3)　性的暴行――親による近親相姦，または親に代わる保護者による性的暴行．

(4)　心理的虐待――以上の(1)，(2)，(3)を含まない，その他の極端な心理的外傷をあたえたと思われる行為（心理的外傷とは，児童の不安，怯え，うつ状態，凍りつくような無感動や無反応，強い攻撃性，習癖異常など，日常生活に支障をきたす精神症状が現われているものに限る）．

待の統一的な基準を作成することは困難である。それゆえ、本章においては、日本および西欧諸国を念頭において児童虐待の問題を論じることにする。また、本章では、身体的虐待、保護の怠慢ないし拒否、心理的虐待を主として対象とし、性的虐待については副次的にのみ触れることにする。

2　児童虐待の実態

児童虐待の実態を把握することはなかなか困難である。児童虐待の定義が必ずしも明確でない上に、虐待を加えている親は虐待の事実を隠そうとするからである。

ここでは、まずアメリカにおけるデータをいくつか見てみることにする。ケンペ[147]は、一九七〇年の講演で、「一〇〇〇名の出生に対して六名程度の被虐待児が存在すると推測され、デンバーやニューヨークでは人口百万人に対して一七五～二二五名の被虐待児が報告されているので、アメリカ全土では年間三万人から五万人のケースが発生していると考えられる」と述べている。ところで、一九七六年と一九七八年にアメリカ全土で実施された児童虐待に関する調査では、一九七六年四一万六〇三三名、一九七八年六一万四二九一名という数字が報告されており、この二年間に四七パーセント以上の増加率を示していた。これらの数字が必ずしも児童虐待の実態を正確に反映しているとはいえないが、ケンぺの推測よりもはるかに高い数字が示されている。さらに、一九八三年における同様の調査では、アメリカ全土で約一五〇万人の子どもが虐待を受けていると報告されている。(258) これらの数字から判断すると、アメリカでは少なくともこの時期に児童虐待が急激に増加していたと考えられる。

一方、わが国においては、児童虐待に関する全国規模の調査としては、全国の児童相談所のデータを集めたものがもっとも信頼できるものと思われる。もちろん、実態調査はいくつも行なわれているが、乳児院、病院などを対象にしたものであり、全体像を把握するのは困難である。

児童虐待調査会が全国一六四カ所の児童相談所を対象に行なった調査では、一九八三年四月から一九八四年三月までの一年間に、児童虐待は四一六件報告されている。その内訳は身体的虐待二二三件、心理的虐待三四件、性的虐待四六件、保護の怠慢ないし拒否一一一件、その他二件であったという。一方、一九八八年四月から九月までの半年間に全国一六七カ所の児童相談所で受理した児童虐待のケースは一〇三九件であった（表10）。これを二倍にして一年間に換算すると、二〇七八件ということになる。これらの数値を単純に比較してよいかどうかは別として、この時期わが国においても児童虐待が増加してきていることを示唆するひとつのデータとはなりうるだろう。さらに、表11に一九九〇年以降の全国の児童相談所の児童虐待相談対応件数を示すが、そのうち二〇〇四年のデータを見てみると、全相談件数は三万三四〇八件であり、一九八〇年代に比べ、大幅な増加となっている。また、

表10　男女別被虐待児数（1988年4月1日〜9月30日）　（人）

区分	身体的暴行	棄児・置去り	保護の怠慢	性的暴行	心理的虐待	登校禁止	合　計
男子	167 (30.4)	121 (22.0)	216 (39.3)	1 (0.2)	32 (5.8)	12 (2.2)	549 (100.0)
女子	108 (22.0)	108 (22.0)	175 (35.7)	47 (9.6)	36 (7.3)	16 (3.3)	490 (100.0)
計	275 (26.5)	229 (22.0)	391 (37.6)	48 (4.6)	68 (6.5)	28 (2.7)	1,039 (100.0)

（全国児童相談所長会「全児相」第47号，1989年を一部改変）

相談内容別の内訳では、身体的虐待一万四八八一件（四四・五パーセント）、ネグレクト一万二二六三件（三六・七パーセント）、心理的虐待五二一六件（一五・六パーセント）性的虐待一〇四八件（三・一パーセント）という値となっている。[207]このように、児童虐待の急激な増加が指摘されている近年においても、その数値は一九八〇年代のアメリカの数値に比べて桁違いに小さいことは注目されてよいことと思われる。

ところで、虐待される子どもは通常低年齢のものが多いといわれており、一九六六年の英国における調査では、虐待された子どもの半数以上は一歳未満の子どもであり、しかも、母親から虐待を受けていた。[225]また、マクリーら[188]によると、カナダのウィニペッグ小児病院で一九五七年から一九七一年のあいだに受診した被虐待児の数は一三二名であり、そのうち七八パーセントが三歳未満の子どもであり、五三名（四〇パーセント）が〇歳代、三〇名（二三パーセント）が一歳代、二〇名（一五パーセント）が二歳代であった。まさに乳幼児に起こってくる重大な問題である。また、五歳以下の子どもと一五歳から一七歳の子どもがもっとも暴力を体験しやすいといった指摘もなされている。[258]わが国の最近のデータを見てみよう。児童相談所における虐待相談の年齢構成を見てみると、[207]二〇〇六年では〇〜三歳未満六四七九件（一九・

表 11　児童相談所における虐待相談処理件数の推移（日本子ども家庭総合研究所，2006）

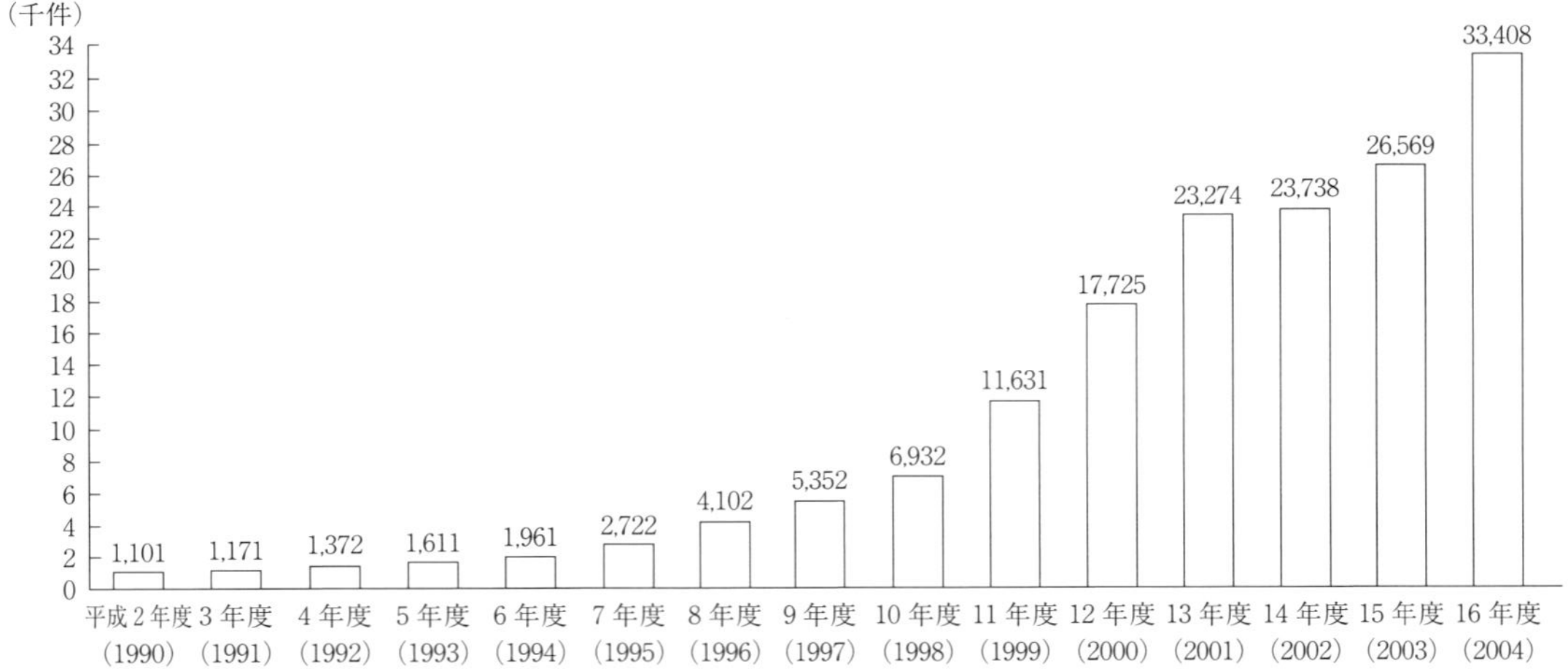

四パーセント)、三歳〜学齢前児童八七七六件(二六・三パーセント)、小学生一万二四八三件(三七・四パーセント)、中学生四一八七件(一二・五パーセント)、高校生・その他一四八三件(四・四パーセント)という値であり、〇〜三歳未満の件数が少なくなっている。この年齢における割合は年度によって大きな変化は見られない。児童相談所における〇〜三歳の子どもの割合が少ないことに関しては、わが国特有のものであるかどうかはわからない。

虐待を受ける子どもの性別に関しては、九歳未満の低年齢児では男女差は認められないが、より年長児では、男子の方が女子よりも暴力を体験しやすいといったことがいわれている[258]。

虐待を行なう養育者としては、親子関係にあるものが圧倒的に多く、実父母が八一・七パーセント、継父母、養父母、里親などが八・九パーセントといったデータが報告されている。一方、村田[198]は、父親と母親とでは、虐待を行なうのは母親に多いという報告が圧倒的であると述べ、母親6、父親2、その他の養育者(継母、乳母など)2の割合といえるとしている。一般的に、虐待を加えるのは実母に多いといわれているが、ブラウンら[29]は、身体的虐待を加えるのは父親2、母親1の割合で、父親に多いというまったく逆のデータを提示している。

また、虐待を加える親が精神病である割合はそれほど高くはない。ケンペ[147]によると、虐待を行なう家庭の両親のうち一人が精神病である割合は五パーセントにすぎず、性格の偏りのみられる攻撃的精神病質者の割合も五パーセントであり、残りの九〇パーセントはとくに大きな精神障害を有していないとされている。こうした母親の要因については後に詳細に述べることにする。

3　子ども殺し

児童虐待と関連する問題あるいは児童虐待の極端な例として、ここでは子ども殺し（Filicide）の問題に触れておくことにする。

先にも述べたように、子ども殺しは児童虐待と同様に古い歴史を有している。子ども殺しは、親が子どもを殺すという事態を記述する用語であり、殺人の形態としては比較的まれなものである。子どもの死の原因としては特殊なものであるが、しかしその存在を無視し得ないものである。[294]

子ども殺しの分類については、レスニックによって一九六九年に作成されたものがもっとも古く、また注目すべきものとされている。レスニックの分類は殺人の動機に基づくものである。[227]

ここでレスニックの分類について触れておくことにする。

(1)　自殺と関連した愛他的子ども殺し　Altruistic filicides associated with suicide（女性の四二パーセント、男性の一三パーセント）この子殺しは子どもを苦痛から免れさせようと意図して行なわれる。子どもの苦痛は現実のものであるときもあれば、親の妄想の現れであることもある。加害者は子どもを殺すと同時にあるいはその少し後で自殺を試みることが多い。

(2)　子どもの苦痛を除去しようとする愛他的子ども殺し　Altruistic filicides to relieve suffering（女性の一四パーセント、男性の五パーセント）親はもっとも子どもの利益になるために行動していると信じているという点で(1)と類似している。しかし、自殺の試みを伴わないという点で(1)と異なる。

(3)　急性精神病性 Acutely psychotic（女性の二四パーセント、男性の一六パーセント）これらは、親が幻覚やてんかん、せんもう状態の影響下にあるときに起こる。もし、加害者が認識しうる動機を持っているなら、それは愛他的なものではない。

(4)　望まない子ども Unwanted child（女性の二四パーセント、男性の一六パーセント）これらの子ども殺しは子どもを望んでいない、あるいは望んでいなかったために行なわれる。

(5)　偶発的 Accidental（女性の七パーセント、男性の二三パーセント）殺そうという意図がないにもかかわらず、虐待や無視の結果として、子殺しが生じる。

(6)　配偶者への復讐 Spouse revenge（女性の二パーセント、男性の七パーセント）これは、親が疎遠になったパートナーを苦しませるために子どもを殺す場合である。

レスニックはこの分類に際して、生後一日目の子どもを殺す新生児殺し（neonaticide）を除外している。[228]

レスニックはこのように動機に基づく子ども殺しの分類を作成しているが、この分類に対しては批判も多く存在している。その批判のひとつを挙げると、これらの研究は文献のレビューに基づいたものであり、住民のサンプルに基づいたものではないというものである。[158]

その後も子ども殺しの分類については種々の研究者によってさまざまな提案がなされているが、ここではさらに、ブールジェ[24]による分類を簡単に挙げておこう。

(1) 病理的子ども殺し　pathological filicide
(2) 偶発的子ども殺し　accidental filicide
(3) 報復的子ども殺し　retaliating filicide
(4) 新生児殺し　neonaticide
(5) 親による子ども殺し　paternal filicide

である。この分類を見てみると、レスニック[227]の分類と大きな違いはないように思われる。

ところで、安宅ら[294]は、親が子どもを殺すのを子ども殺し（filicide）と定義して一九九四年から二〇〇五年までのわが国の子ども殺しの状況について調査している。それによると、一九九四年から二〇〇五年までのあいだで一〇八四例のケースが見い出された。このうち、三五・〇パーセントが一歳以下の年齢であり、三三・三パーセントが一歳から四歳までの年齢であった。二一・〇パーセントが五歳から九歳の年齢、一〇・七パーセントが一〇歳から一四歳の年齢であった。

ケーネンら[158]によると、子どもは出産日にもっとも殺されやすく、出生一週間後から、リスクは次第に減少していくが、最初の四カ月間は比較的高い値を示しているという。そして、出生後八週間目に第二のピークが見られた。

安宅ら[294]によると、犠牲者の性別に関しては、五三・〇パーセントが男子、四七・〇パーセントが女子であり、性別による差異はみられなかった。加害者については、母親によるものが五四・八パーセント、父親によるものが二二・四パーセント、両親によるものが一二・六パーセントであった。一歳以下の犠牲者の八四・八パーセントが母親の責任によるものであり、一歳以下の年齢が低い子どもにおいて、母親による殺害が多く見られた。

これらのケースを彼ら独自の分類システムによって分類すると、致死的虐待（Fatal abuse）三三・一パーセント、子殺し－自殺（filicide-suicide）三二・五パーセント、望まない子ども（unwanted child）二四・一パーセントであり、これら三つのカテゴリーで全例の九〇パーセントが含まれることになる。一歳以下の年齢では望まない子どもの殺害が六〇・五パーセントともっとも頻度が高かった。

また、年次別の子殺しの割合は、一般人口における自殺率と強い関連を有していたが、一般人口における殺人の割合とは相関を有していなかった。このことから、子殺しは、通常の殺人よりもむしろ自殺と関連したものであると考えられる。

さらに、子ども殺しのリスクファクターについては、ケーネンら[158]によって、母親の要因や子どもの要因、また、社会環境的な要因について述べられている。しかし、ここではその詳細については触れないことにし、新生児殺しがそれより年齢の高い子ども殺しとは加害者の特徴や動機に違いが見られる点について、簡単に述べておくことにする。

新生児殺しの大部分は母親によって行なわれるものであるが、新生児殺しを行なう母親には二つのタイプが見られる[116]。

ひとつのグループは、母親の年齢が高い傾向があり、売春婦的で強い意志を持った女性であり、倫理的拘束感をほとんどもっておらず、子どもを望まれない経済的・社会的重荷と見なす母親たちである。もう一つのグループは、性的服従、未熟さ、子どものような振る舞い、受動性によって特徴づけられる母親たちからなっている。

これまで、子ども殺しの問題について児童虐待との関連で概観してきた。児童虐待と子ども殺しの問題は重なり合うところも多いが、それぞれ独自の部分を含んでいると考えられる。今後さらに知見が積み重ねられ、こうした問題の解決に役立つことを期待したい。

ここで再び児童虐待の問題に戻ることにする。

4　児童虐待の精神医学的・心理学的問題

先に被虐待児の呈する身体症状については述べたが、さらに、これらの子どもたちが種々の精神医学的、心理学的問題を有することもよく知られている。被虐待児は、凍りついた凝視（frozen watchfulness）といわれるごとく、[219] 堅くて無表情な顔貌をしていることが多いが、加えて、遺糞、遺尿、虚言、家出、盗みなどの多彩な症状を呈し、それらの症状がさらに親の暴力を誘発する契機となるというように、悪循環を形成していることがしばしばである。また、筆者ら[120]は、被虐待児に過食症状を呈する者が多いことを指摘した。

ところで近年、被虐待児の呈するこれらの症状を心的外傷後ストレス障害（ＰＴＳＤ）との関連で包括的に捉えていく傾向が見られる。[80] 子どものＰＴＳＤに見られる症状としては、外傷に関連した恐怖、睡眠障害、悪夢、退行性の夜尿、摂食障害、罪悪感、行動化あるいは引きこもり行動、抑うつ的行動、不信感、易怒性などが挙げられている。[155] 児童虐待症候群がこうしたPTSDの診断基準に合致することは、グリーン[109]によって指摘されている。そして、その後、その考えを支持するような報告がいくつか提出されている。カイザーら[153]は虐待を受けた児童・青年の五五パーセントがPTSDの症状を有しており、しかも、PTSDはより重篤な虐待と関連性が強かったとしている。しかし、カイザーは、むしろPTSDの症状を呈さなかった子どもの方が抑うつや、非行、攻撃性等の問題行動を示すなどより多くの問題を有していたため、PTSDがそれらの問題に対して何らかの防衛的機能を果たしている可能性を指摘している。ファミュラロら[80]は、児童虐待を体験した五〜一〇歳の年齢の子ども六一名を対象に精神医学的診断を検討し、三九パーセントの子どもがPTSDの診断に合致したと述べている。さらに、ファミュラロら[80]は、これらの子どもの約九・三パーセントが精神病的症状を呈したが、それらの症状が外傷後のフラッシュバックとして捉えられる可能性を示唆している。また、PTSDがその後の発達を慢性的にゆがめる可能性についても触れている。このように、児童期の心的外傷がその後の精神医学的障害の複雑な展開と密接に関連していることはテアら[272]も指摘するところである。しかし、心的外傷の影響力は、子どもの年齢、発達段階、虐待の種類や程度、持続期間などによって異なるものであり、身体的虐待よりも性的虐待の方がPTSDを生じる可能性が高いことが指摘されている。[78]

さらに、ファミュラロら[80]は、虐待を受けた子どもたちはPTSDの他に、注意欠陥多動性障害（ADHD）や、反抗性障害（oppositional disorder）を呈するものが有意に多いことを指摘している。カイザーら[153]も、被虐待児に過活動傾向がみられることを指摘しているが、彼らはその傾向が過剰警戒傾向と関連しており、ＡＤＨＤと異なり不安に基づくものと考えている。

また、児童期の抑うつと虐待との関連性についても関心が向けられている[141・145]。

カウフマン[143]は、虐待を受けた五〜一二歳の子ども五六名を対象に抑うつ障害の検討を行なっている。それによると、疫学的調査では思春期前に大うつ病のエピソードを経験するのは二パーセントの子どもであるのに対し、これらの子どもたちは一八パーセントが大うつ病（ＭＤＤ）、二五パーセントが気分変調症（ＤＤ）の診断基準に合致しており、ＭＤＤの子どもの八〇パーセントがＤＤの診断基準をも満たしていた。これらの子どもたちにおける大うつ病の発生率は、感情障害の家族歴を有する子どもたちに見られる大うつ病の発症率に匹敵するものであった。そして、これらの診断に合致する子どもたちは、身体的虐待、心理的虐待、家庭外措置と高い関連性を有していた。しかし、養育の拒否（ネグレクト）と抑うつのあいだには関連がみられなかった。また、肯定的なソーシャルサポートを有する子どもほど抑うつ的な傾向を示すことが少なかった。さらに、抑うつ傾向を示す被虐待児の親自身もまた高い抑うつ得点を有する傾向がみられた。これらの結果は児童期の抑うつの要因のひとつとして遺伝負因とともに児童虐待が重要な役割を果たしていることを示唆している。

被虐待児が知的欠陥を有することもまた一般に指摘されている。

サングランドら[237]によると、学齢期の被虐待児六〇名のうち二五パーセントがＩＱ七〇以下の精神遅滞であったという。しかしグリーン[109]は、精神遅滞は虐待の結果というよりむしろ原因であると考えている。一方、カウフマン[143]は、ネグレクトを体験している子どもにＩＱの低いものが多く、ネグレクトが、他のタイプの虐待よりもＩＱとの関連性が高いことを指摘している。

また、オーツら[208]は、被虐待児は自己概念が低く、友達が少ないと知覚しており、実際に友達と遊ぶことが少なく、意欲的でないとしている。ジョージら[103]は、学齢前の被虐待児について、攻撃性と自己孤立傾向が見られたと述べている。このように、被虐待児は対人関係から引きこもり、孤立傾向にあると一般的にいわれているが、それとは逆に、被虐待児が見知らぬ他人に対し妙になれなれしく、旧知の間柄のように振る舞うことも知られており、「誰彼なしの愛着 indiscriminate attachment」と呼ばれている[94]。また、マーティンら[182]は、被虐待児が早くから大人のような振る舞いをすることを指摘し、偽成熟的行動と呼んでいる。このように、被虐待児の行動については多くの特徴が指摘されているが、一方では、被虐待児に特徴的といえるような一貫した行動パターンは存在しないという見解を述べる者もいる[259]。

最後に、被虐待児はさまざまな状況において攻撃的であることが知られている[288]。とりわけ、ルイス[171]は虐待とその後の暴力行動の発展について包括的な論文を発表している。被虐待児における攻撃的行動は非常に早期から見られるものであり、メインら[180]は、通常幼児は、同年齢の子どもがむずかるのに対し、心配した様子を示すのに反し、虐待を受けた幼児は攻撃、恐れ、怒りでもって反応したと指摘している。また、攻撃行動は、虐待の種類によっても差があると考えられ、身体的虐待は攻撃的行動と関連を有しているのに対し、性的虐待はむしろ家出という行動をとりやすいといわれている[79]。しかし、身体的虐待とネグレクトを比較すると、ネグレクトされた子どもの方がより機能障害がひどく、より攻撃的であるという指摘もなされている[171]。また、被虐待児においては、攻撃性が自己に向けられたものとして自傷行為も多く、グリーン[107]によると、症例の四〇パーセントに自己破壊的行動がみられたという。

5　長期的経過

1　身体的側面

本節では身体的問題には深く立ち入らないことにする。

アメリカなどの研究では報告により差が認められるが、一般的に虐待を受けた五〜一〇パーセントの者が死亡し、三〇〜七〇パーセントの者が脳障害その他の恒久的な障害を残すといわれている[199]。スミスら[254]は、虐待のために入院した五歳以下の子ども一三四名を対象に身体的予後を検討している。それによると、二一名（一五・七パーセント）が死亡し、二〇名（一四・九パーセント）が恒久的な障害を残していた。さらに、六二名（四六・三パーセント）は重篤な身体的損傷を受けたが、はっきりとした恒久的障害は見られず、三一名（二三・一パーセント）は軽い損傷を受けたにすぎなかった。

このように、児童虐待の身体的予後はかなり深刻なものであるが、さらに中枢神経系の損傷に関連したものとして、けいれん、精神遅滞、種々の知覚障害、脳性麻痺、学習障害などの問題が指摘されている[183]。

しかし、これらの身体的予後に関しては、外傷のため緊急入院した子どもを対象にするか、児童福祉機関で扱われている子どもを対象にするかといった調査機関の違いによって、また身体的虐待のみを対象とするか、養育の拒否や精神的虐待なども含むかといった虐待の種類によっても、その数値は大いに異なってくるものと思われ、必ずしも一定したデータは得られないものと考えられる。しかし、身体的虐待を受けた子どもの中には、死に至る者や恒久的障害を残す者がかなりの割合で存在するという事実は看過しえないものである。

2　心理的、精神医学的問題

虐待を受けた子どもの呈する心理的、精神医学的問題についてはすでに述べたが、ここでは、青年期、成人期における精神医学的問題と児童虐待の関連について検討することにする。

一九八〇年代初め頃より、精神障害を呈する成人患者の中に児童期に身体的、性的虐待を体験している者が以前考えられていたよりもはるかに多いことが注目されるようになってきた。なかでも、境界性パーソナリティ障害（ＢＰＤ）と虐待との関連性に注目が集まっている。

ブライヤーら[30]は六〇名の女性入院患者を対象にこの問題を検討している。それによると、七二パーセントの患者が虐待の既往を報告し、そのうち、二一パーセントのものは性的虐待だけを、一八パーセントの患者は身体的虐待のみを、三三パーセントの患者は両タイプの虐待を体験していた。そして、精神医学的症候の重篤さと児童期の虐待とのあいだに相関がみられ、障害の重い患者ほど児童期に虐待されている可能性が高かった。また、自殺企図、自殺念慮を有する患者はそれ以外の患者より児童期に虐待を経験している可能性が三倍以上高かった。さらに、ＢＰＤとの関連については、性的虐待を受けている患者においてＢＰＤの割合が高かった。

オガタら[209]は、児童虐待の長期的結果とＢＰＤ患者の示す症候が類似していることを指摘し、ＢＰＤ

患者と抑うつ患者を対象に児童期の虐待の問題を検討している。その結果、ＢＰＤ患者において性的虐待を体験しているものは七一パーセントと、抑うつ患者よりも有意に高頻度であった。また、虐待を経験しているＢＰＤ患者の六五パーセントは、複数の人物から性的虐待を体験していたり、性的虐待と身体的虐待の両方を体験しているなど複数の虐待の被害にあっていた。そして、オガタらは、このように重複した虐待を体験していることがＢＰＤ症状の重篤度などに影響を与えている可能性があると示唆している。また、性的虐待がＢＰＤ患者にみられる解離現象、とりわけ、非現実感と関連していることに注目している。杉山[269]は、性的虐待を体験した者の方が、それ以外の虐待を体験した者より、多彩な精神医学的問題を有しており、病態が重いと示唆している。

一方、ブラウンら[29]は、これまでの研究が女性例のみを対象としたものであるなどいくつかの欠点を有していることを指摘し、アメリカ空軍の医学センターに入院した患者九四七名（男性の割合が五九パーセント）を対象に児童虐待の問題を検討している。それによると、虐待の既往を有する患者は一八パーセントで、従来の報告より低い値であった。そのうち、性的虐待が九パーセント、身体的虐待が一〇パーセント、性的虐待と身体的虐待の両方を体験しているものが三パーセントであった。性的虐待、身体的虐待のいずれも男性より女性に多かった。あらゆる種類の虐待において、パーソナリティ障害が有意に高頻度にみられ、そのうちの四八パーセントがＢＰＤで占められていた。しかも虐待のレベルが高まるとともに、ＢＰＤの割合が増加していく傾向がみられた。また、身体的虐待を有する患者においては、アルコールや薬物の乱用と関連が認められた。

このように、ブラウンも薬物乱用と児童虐待との関連性を指摘しているが、児童虐待と薬物乱用の

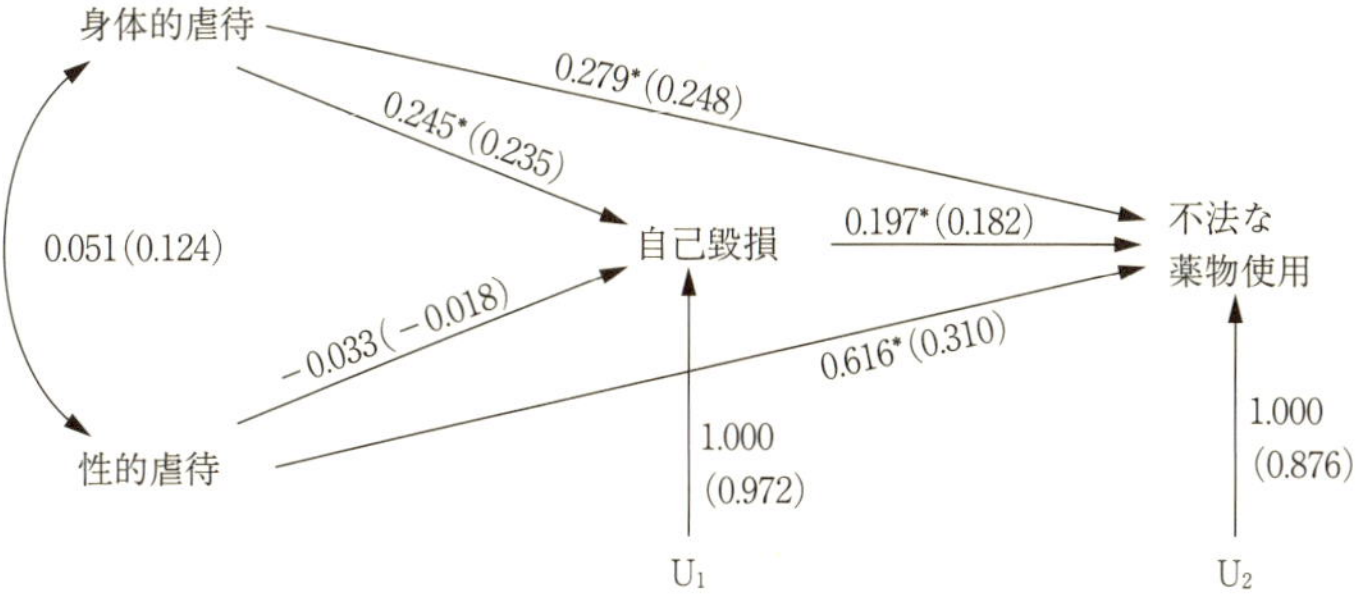

図5　自己毀損を媒介とする身体的虐待および性的虐待の薬物乱用に関する構造モデル。標準化されない係数［(　) 内は標準化された係数]，P＜0.05（デンボら，1987）

関連性について検討した研究はそこそこ認められる。ウェルシュ[285]ら幾人かの研究者が身体的虐待を受けた子どもが薬物乱用その他の非行に走る危険性が高いことを指摘している。また、ベンワード[16]らは、女性の薬物乱用者の約五〇パーセントが性的虐待を体験していると報告している。そして、デンボ[61]らは児童の身体的、性的虐待と薬物乱用との関係について発達障害的視点に基づく構造モデルを提出している。すなわち、デンボらは自己毀損（self-derogation）、身体的虐待、性的虐待（sexual victimization）、薬物乱用の相互関連を図5のように図示している。それによると、虐待と自己毀損、薬物乱用のあいだの構造的関係については、男女において差異は認められないが、虐待の種類による差異が見られる。すなわち、身体的虐待と性的虐待のいずれもが薬物乱用に対して直接的な効果を有しているが、身体的虐待はさらに自己毀損を媒体として薬物乱用に効果を与えている。しかし、性的虐待では、薬物乱用に対し自己毀損を媒体とした効果は認められない。このことについて、デンボらは、身体的虐待の犠牲者は自分が悪く、価値がなく、罰に値すると知覚しているのに対し、性

表 12　多重人格障害患者における児童虐待の既往に関する５つの研究の比較（ロスら、1991）

	パトナム (n＝100) %	ロス (n＝236) %	今回の研究 (n＝102) %	コーンズ (n＝50) %	シュルツ (n＝355) %
性的虐待	83.0	79.2	90.2	68.0	86.0
身体的虐待	75.0	74.9	82.4	60.0	82.0
身体的および／あるいは性的虐待		88.5	95.1	96.0	

的虐待の犠牲者は自分自身が虐待者によって価値あるものと見なされており、自己価値について複雑な体験をしているというように、虐待の種類によって被虐待者に与える心理的影響に違いがみられ、そのことが上に述べた差異を生み出しているとしている。性的虐待を受けた者と自己毀損との関係についてのこの説明は性的虐待の与える心理的影響の重大性を指摘する他の報告[269]と必ずしも一致しないように思われるが、デンボらの研究は虐待と薬物乱用のあいだに有意な関連性があることを明らかにしている。

いずれにしろ、薬物乱用は虐待による苦痛な影響を回避する手段として用いられていると考えられているが、児童虐待の苦痛な体験を回避する手段、防衛としては、先に述べた解離反応、あるいは、その極にあるものとしての解離性同一性障害（DID）が注目されている。

すでにDIDと児童虐待との関連についてはいくつか研究が発表されて[53・223・232]いる[233・244]。ロスら[232]はDID患者の中で虐待の既往を有するものの割合をこれまでの研究結果に基づいて一覧表にしている（表12）。表を一瞥して明らかなように、DID患者にみられる虐待の既往はいずれもきわめて高率であり、ロスらの研究では、性的虐待九〇・二パーセント、身体的虐待八二・四パーセント、性的虐待と身体的虐待のいずれかを体験した者九五・一パーセントという値を示している。これらのデータからDIDは児童期の身体的、性的虐待と密接な関連を有していると考えられる。DIDを有する患者が経験する虐待は重篤かつ慢性的なものであり、性的虐待の平均持続期間は一一・七年、身体的虐待のそれは一四・〇年であった。さらに、DIDを有する患者はすべて一〇歳以前から虐待を体験しており、大部分のものは五歳以前に虐待を体験していた。ロスらは、早期に虐待を体験したものほどDIDに罹患しやすいと考えており、青年期あるいはそれ以降に虐待を受けた場合には、DIDは発生しにくいとしている。またロスらの症例の八一・四パーセントは児童期の記憶のかなりの部分に健忘（amnesia）を残しており、この健忘によって虐待の事実がなお隠されている可能性が指摘されている。このように、DIDと児童虐待とは密接に関連しており、児童虐待によるPTSDと、その外傷と戦い、生き残る戦略としての解離反応、とりわけDIDとの関連性が注目されている。

6　発生に関する要因

児童虐待の発生に関与する要因についてはこれまで多くの研究が積み重ねられてきている。現在のところでは、児童虐待には多彩な要因が関与しているが、そのいずれも児童虐待に対して決定的な重要性を有しているわけではなく、いくつもの要因が重層的に関連し合って児童虐待という現象が析出してくると考えられている。

ここでは理解を容易にするために、児童虐待の発生に関与する要因を子どもの要因、親の要因、家族、社会的要因に分けて論ずることにする。

1　子どもの要因

フリードリヒら[91]は、これまで児童虐待の病因として親の病理が強調されてきたが、子どもも児童虐待に対して受身的な役割以上のものを果たしていることが明らかになってきたと指摘し、子どもの要因を未熟性（未熟児）、精神遅滞、身体的ハンディキャップ、気質などの体質的要因等に分けて論じている。ここではそれらの要因のいくつかについて概観することにする。

低出生体重と被虐待児症候群の関連性については一九六七年エルマーら[69]が初めて言及したといわれている。一般人口における未熟児の出現率は七パーセントであるのに対し、彼らの症例では被虐待児の三三パーセントが未熟児であった。クラインら[157]は、モントリオール子ども病院で九年間に見られた被虐待児五一名のうち一二名（二三・五パーセント）が出生時体重二五〇〇グラム以下の低出生体重児で、一般における未熟児の出現率七〜八パーセントに比べ有意に高頻度であり、また、これら一二例のうち九例で新生児期に重篤な障害がみられ、長期入院（平均四一・四日）が必要であったと述べている。これらの結果から、クラインらは、低出生体重と児童虐待のあいだに関連があることを指摘しているが、長期間の母子分離など低出生体重にまつわる多様な要因が虐待の発生に関与している可能性を示唆している。

しかし、これらの研究はいずれもレトロスペクティブな研究であり、方法論上の問題点が常に指摘されている。これに対し、ハンターら[128]は、ＮＩＣＵに入院し、自宅に退院した二五五名の乳児についてプロスペクティブな調査を行ない、そのうち一〇名（三・九パーセント）が生後一年以内に虐待を経験していたと報告している。虐待を受けた子どもは、それ以外の子どもに比べて有意に未熟で（被虐待児の平均妊娠期間三一・五週に対し、その他の子どもは三五・三週）、平均出生体重は被虐待児一四七七グラムに対し、その他の子ども二二二四グラムと、被虐待児のほうが著しく低体重であった。また、虐待を受けた一〇名のうち、六名に先天的欠陥が存在しており、虐待を受けていない子どもに比べ先天的欠陥の頻度が有意に高頻度であった。

このように、これまでのところ、未熟児と児童虐待のあいだに有意な関連があることを指摘する研究が多いが、フリードリヒ[92]は、未熟児が虐待されやすい理由として、

(1)　未熟児の身体的特徴が親の予想と異なっている。
(2)　未熟児は特別なケアを必要とする。
(3)　母子分離により母子の結び付きの形成が障害される。
(4)　未熟児の泣き声はピッチが高く、母親に否定的な感情を引き起こす。

といった点を挙げている。

また、被虐待児のあいだに精神遅滞の頻度が高いことも一般に指摘されている。たとえば、エルマー[69]は、被虐待児のうち五三パーセントがＩＱ八〇以下であったと述べており、モースら[195]は、彼らのフォローした症例の四三パーセントがＩＱ八〇以下であったと報告している。モースらの症例では、知覚障害を有する九例中八例において虐待を受ける以前から知的障害が存在していたと考えられた。こ

のように、虐待を経験する子どもに精神遅滞の頻度が高いことは一般に認められているが[280]、先にも触れたように、こうした知的障害が虐待を引き起こす要因か、虐待の結果かという点に関しては疑問を残したままとなっている。

さらに、身体的ハンディキャップと虐待との関連についても注目されている。バーレルら[21]は被虐待児四二例を分析し、そのうち一一例（約二六パーセント）に先天性の身体異常（口唇裂、彎曲足その他）を見い出している。また、ハンターら[128]は、既述のように、ＮＩＣＵに入院した二五五例の乳児を対象にプロスペクティブな研究を行ない、虐待を受けた一〇例の乳児のうち六例に、未熟性などに加えて、先天的欠陥が存在していたことを指摘している。しかし一方では、身体的ハンディキャップと虐待のあいだに関連性が存在することを否定するような報告も見られ[91,115]、議論は必ずしも一定していない。

その他、多胎児に虐待が多いといった報告[131]や、被虐待児においては生後一年間に重篤な病気に罹患したものの頻度が有意に高いといった報告[175]も見られる。

以上、子どもの早期の障害と児童虐待とのあいだに関連性が存在すると指摘する多くの研究が発表されているが、これらの結果を母子間のボンド形成の障害という視点から統合的に理解して行こうとする立場も存在している[176,139]。

ハンターら[128]によると、虐待を受けた子どもはＮＩＣＵで四〇日以上ケアを受ける傾向が高く、しかも、家族の訪問回数は有意に少なかったという。また、ファナロフら[81]は、ＮＩＣＵに二週間以上入院した乳児を対象に検討を行ない、退院後のマザーリングの障害は訪問回数の少ない母親に起こることを見い出し、母親の面会パターンを記録することによってマザーリングの障害を起こす可能性の高い母親を同定することができるとしている。これに反し、エーゲランら(66)は児童虐待と、未熟性、出産時障害、乳児期の疾病、身体奇形といった母子間のボンド形成を疎外する指標とのあいだに有意な関連性を見い出すことはできなかった。このように、母子間のボンド形成と児童虐待とのあいだの関連性については種々の見解が提出されているが、エーゲランらも指摘するように、母子間のボンド形成をいかに客観的に定義し、いかに測定するかといった問題が未解決のまま残されている。

2　親の要因

既述のように、虐待を行なう親が重篤な精神病理を有している割合は五パーセント程度に過ぎないといわれているが(290)、児童虐待を親の特異な性格傾向によるものと見なす考え方が一般に広く流布しており、そうした親の要因を明らかにする試みがこれまで多くなされてきている。

ここでは親の要因として指摘されている点をいくつか挙げておこう。

まず、虐待を行なう親は知的な遅れを有していることが多いといったことが一般的にいわれている。しかし、そのことを実証的に明らかにした研究はそれほど多くない。虐待グループとコントロールグループの親のあいだにＩＱの差を見い出さなかった研究も報告されている(258)。

エストロフら(75)は、子どもに虐待を加える母親三五名を検討し、母親の平均ＩＱは八四であり、知的にある程度限局されていたと述べている。しかも、身体的虐待を加える母親ではＩＱ七〇以下の者が二九パーセントであったのに対し、ネグレクトを示す母親ではＩＱ七〇以下の者が六三パーセントも存在しており、ネグレクトを示す母親の方がＩＱの低い傾向がみられた。また、スター(258)も、児童虐待と知的障害のあいだに関連性があることを指摘する報告もあるが、その多くはネグレクトを対象としたものであると述べている。

以上述べてきたように、児童虐待と知的障害のあいだの関連性についてはなお検討が必要であるが、知的障害はネグレクトとより強い関連性を有していることが考えられる。

子どもに虐待を加える親の生活的特徴についてはこれまで多くの関心が払われてきた。この点に関する初期の研究は主としてケース記録を基にしたものであり、これらの文献に関する展望はスピネッタら[257]に詳しい。しかし、初期の研究では、種々の条件を統制した対照群を有していないなどいくつかの欠点が指摘されており、その後、これらの批判を考慮に入れた詳細な研究が行なわれてきた。それらの一連の研究において、虐待する親の性格傾向として、一定の特徴が指摘されている。

虐待する親は一般的に自己評価が低く[76,190]、敵対的、攻撃的な傾向を示し[76,220]、家族関係に満足しておらず[76,190]、信頼感の欠如と社会的疎外状態を示している[249]。エヴァンズ[76]はこうした特徴を、虐待する母親は虐待しない母親と比べて自分自身をより価値がなく、重要でなく、人気がなく、有用でなく、求められていないと感じており、これらの母親は腹を立て、攻撃的であると同時に、無気力で抑うつ的であると記述している。また、エヴァンズは、しつけに報酬や罰を用いる傾向と虐待とのあいだには関連性はみられず、児童虐待はしつけとは異なる人格の不統合に基づくものであると述べられている。ところで、ショーキーら[250]は、虐待する親が示す自己評価の低さ、怒り、敵意、社会的疎外感といった特徴を統一的に理解する基盤として、これらの親の有する非合理的思考（irrational thinking）を重視しており、合理的行動尺度（Rational Behavior Inventory；ＲＢＩ）を用いてこれを実証しようとしている。

さらに、子どもに虐待を加える親にしばしば見られるものとして抑うつを挙げることができる。ギブンズらは、虐待を行なう親の多くは敵意と抑うつの両方を示すが、一部の親はそれらの特徴のいずれか一方のみを示すと述べている(76)。この点に関して、エヴァンズ(76)も既述のように、これらの母親は攻撃的傾向とともに抑うつを呈すると述べており、ギブンズらと同様の指摘をしている。また、レイヒーら(167)は、虐待する親は抑うつ症状を呈するとともに身体的、情緒的不調を示しやすいとしている。さらに、抑うつ傾向を示す被虐待児の親自身もまた高い抑うつ得点を有することをカウフマン(143)が指摘したことはすでに本章第4節の「精神医学的・心理学的問題」の項で触れた。このように、虐待を行なう母親がしばしば抑うつ症状を呈することは多くの研究で指摘されている。

また、子どもを虐待する親は子どもに対する知覚にゆがみが見られ、子どもをあたかも大人のように知覚し、取り扱うことが指摘されている。ガルドストン(97)は、これらの親は子どものことを目的を持ち意図的でまとまった行動をする能力のある大人であるかのように語ると指摘し、親が子どもに対し極度にアンビバレントな場合、親は子どもを自分に敵意を向け、迫害してくる大人として知覚するとしている。また、スティールらは、虐待を行なう親は子どもを実際の年齢よりも大人であるかのように取り扱い、子どもに対してより多くのものを期待し、親自身に対し安心や満足あるいは愛を与えてくれるものとして子どもを見なしがちであると指摘している(257)。

このように、虐待を行なう親は子どもをまるで大人であるかのように見なしがちであるという指摘に対し、ペリーら(221)が、子どもが何歳になったらある行動ができるようになるかを問う質問紙を用いて調査をしたところ、コントロール群の親は標準より早い年齢で子どもがある行動をできるようになると評価したのに対し、虐待を行なう親はむしろ標準より遅い年齢でその行動が可能になると評価していた。この結果からペリーらは、虐待する親は子どもを大人の能力を持ったものと見なしがちであるという従来の指摘とは異なった結果を得たとしているが、これまでの文献で指摘されている臨床的知見は、ペリーらの子どもの発達に関する質問紙から得られた知見とは次元を異にするものとも考えられ、これらの点に関しては今後さらに検討が必要と思われる。

その他、虐待を行なう親は、子どもの情緒的反応に対して、生理的に過剰覚醒反応を示すことが指摘されている[63,70]。ウォルフら[291]は、虐待を行なう母親とコントロール群の母親を対象に、母子間のストレスに満ちた状況とそうではない状況の両方を含むビデオテープを提示し、それぞれの場面における母親の生理的反応を種々の方法で測定した。その結果、虐待を行なう親はストレスに満ちた場面でそうでない場面よりも大きな覚醒反応を示したが、コントロール群の母親は二種類の場面のいずれに対してもわずかな生理的覚醒反応しか示さなかった。ウォルフらは、子どもの不快な行動に対し親が生理的基盤を有する情緒的過覚醒状態を示すとき、攻撃的反応が生じやすいことを指摘し、虐待する親に過覚醒－怒り－虐待行動という一連のパターンが存在する可能性を示唆している。しかし、ウルフらも指摘するように、虐待を行なう親が過覚醒状態を呈する理由についてはやはり不明といわざるを得ず、ここでも原因か結果かという問いが提出されることになる。

以上、虐待を行なう要因についてそのいくつかを取り上げ検討してきたが、近年、これらの個々の要因よりも家族状況全体の中で親子の相互作用を捉えるという視点から児童虐待の発生を理解していく傾向が強いように思われる。

3　家族、社会的要因

初期の研究においては、児童虐待の病因として親の要因に主として関心が向けられていた。しかし、一九七〇年頃よりジル(104)やジェルズ(101)などによって社会、家族的状況に注目した視点が提出されるようになってきた。

ジル(104)によると、児童虐待にかかわった家族の約六〇パーセントが調査の年（一九六七年）あるいはその前年に生活保護を受けており、児童虐待家族の四八・四パーセントが年収五〇〇〇ドル以下であったのに対し、アメリカ全般では年収五〇〇〇ドル以下の家族は二三・三パーセントを占めるにすぎなかった。また、調査の年に一年間を通して父親が就業していた家族は五二・五パーセントにすぎず、教育レベルに関しては、児童虐待家族では少なくとも父親の五五・五パーセント、母親の六五パーセントが高校を卒業していなかった。こうした結果からジルは、貧困等の困難な生活状況が児童虐待の促進要因をなるストレスを生み出すと示唆している。

ジェルズ(101)もまた、児童虐待は低社会経済階層に多いことを指摘し、児童虐待を促進する社会的文脈として、父親の失業、子どもが望まれない結婚の結果であること、子どもの数が多いこと、異宗教の異性との結婚、結婚関係の崩壊などを挙げている。そして、ジェルズは、図6に示されるような単線的な精神病理モデルでは児童虐待の発生を十分に説明することはできず、複合的な要因を念頭に入れた社会、心理学的モデル（図7）が必要であると指摘している。

その後、これらの社会、家族的ストレス要因を検討する研究が活発に行なわれるようになった。ガ

早期児童期の経験 →	精神病質状態 →	児童虐待
虐待された	人格特性	
情緒的に遺棄された	性格特性	
心理的に遺棄された	衝動コントロールの貧困さ	
身体的懲罰	神経学的状態	

図6　児童虐待の精神病理モデル（ジェルズ, 1973）

ーバリノ[99]は、ニューヨーク州で報告された児童虐待の資料に基づいてエコロジカルな視点から検討を行ない、児童虐待の発生率の大部分を説明するものは母親に対する社会経済的サポートシステムを反映する要因であったと報告している。また、パスマン[219]らは、実験室状況で母親に作業課題を与え、子どもが母親の作業を中断するような行動をとる状況を設定し、母親に負荷されるストレスの程度を変化させた際に母親の子どもに対する懲罰傾向がどのように変化するかを調べている。そして、母親のストレス状況と子どもの行動様式が母親の子どもに対する懲罰の強さを決定する要因であることを明らかにしている。

それに対して、ゲインズ[95]らは、児童虐待は(1)親の人格特徴、(2)ハイリスクの子ども、(3)環境的ストレス、によって起こるとする多因子仮説を検証し、失業、疾病、追い立て、差し押さえといった貧困に関連した経験はネグレクトを行なう家族にとりわけ一般的であったが、身体的虐待グループではそれらのストレスはかなり低いものであり、虐待の多因子仮説を支持する十分な証拠を得ることができなかったとし、児童虐待に対する多因子仮説の適用力は限定されたものであると結論づけている。また、エーゲランら[65]は、ジルやジェルズらの見解は児童虐待が単一要因によって起こる現象ではないことを明らかにしたが、虐待を促進する特有の環境を特定できているわけでなく、ストレス状況にあっても大部分の家族は子どもを虐待するわけではないという事実を説明することはできないと批判している。そして、妊婦を対象としたプロスペクティブな研究を行ない、適切な養育を行なう母親と不適切な養育を行なう

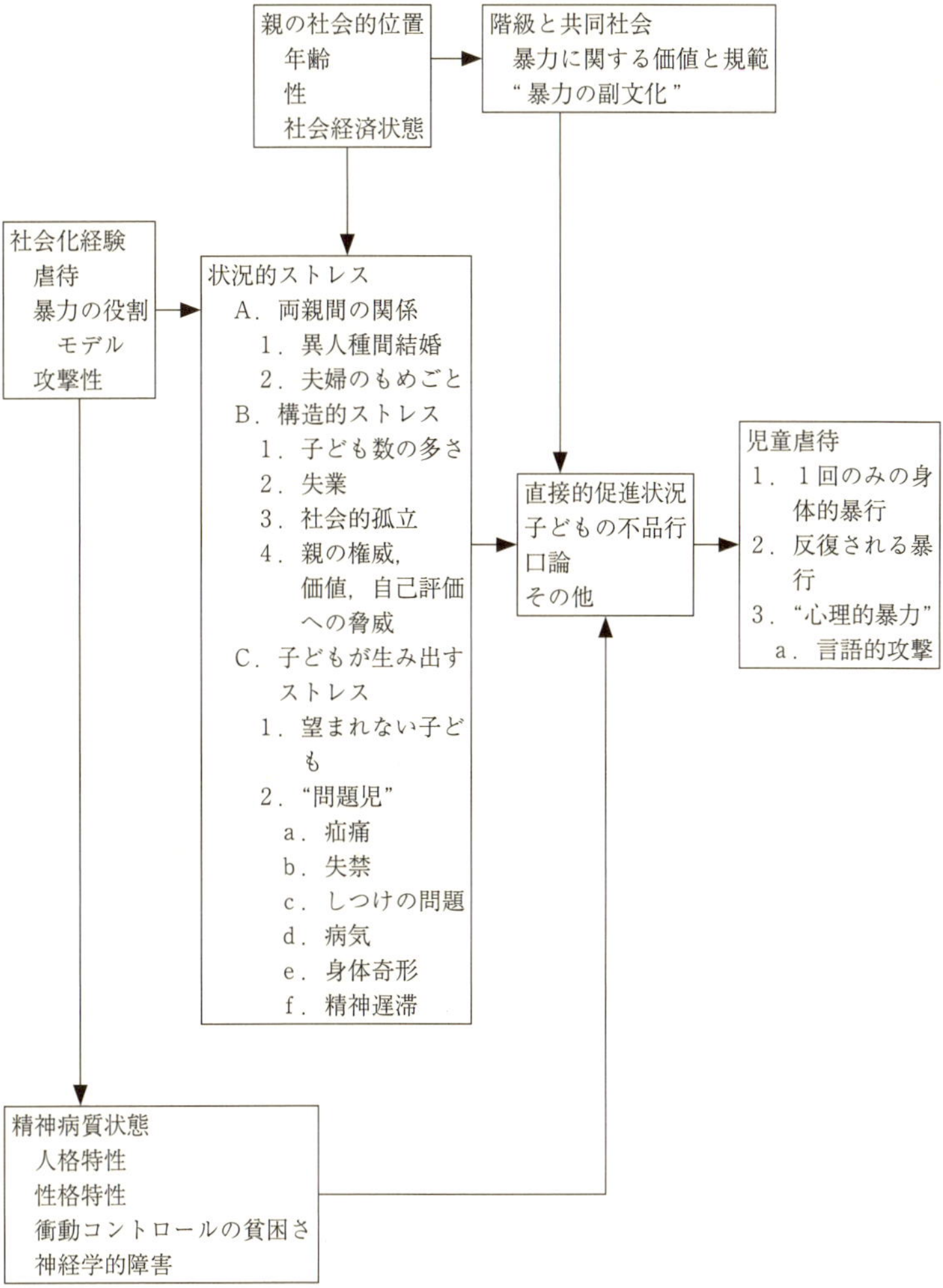

図7　児童虐待の原因に関する社会心理モデル（ジェルズ，1973）

母親でライフイベントスコアに有意な差があり、環境的ストレスは児童虐待を引き起こす重要な要因のひとつであるが、あくまでも児童虐待の発生を説明する要因の一部にすぎず、ライフイベントと児童虐待の関係は、母親の不安レベル、人格特徴、子どもを理解しかかわる能力、そして、子どもの特徴などに依存していると述べている。さらに、サックら[234]は単親家庭と児童虐待の関係を検討し、単親家庭における児童虐待の頻度は九パーセントと、両親家庭の頻度（五パーセント）に比べると約二倍の頻度であり、しかも離婚による単親家庭においては児童虐待の頻度は一四パーセントとさらに高くなると述べている。しかし彼らも児童虐待の病因としてストレスは重要であるが、すべての虐待を説明するには十分ではなく、親の人格傾向もまた重要な役割を演じているとしている。

以上、児童虐待における家族、社会的要因について検討してきた。現在では、これらの要因が児童虐待を促進する重要な因子のひとつであることは一般に認められているが、当初これらの要因が注目されはじめたときほどの力点は現在のところ置かれていないように思われる[186]。

さらに、児童虐待に影響を与える要因として、ある文化内において問題解決の手段として暴力を用いることを容認する度合いといったより広い視点を問題にする立場も存在している[258]。

7　児童虐待の世代間伝達について

前節では児童虐待の発生に関与する要因について検討してきたが、ここでは、児童虐待のもうひとつの要因として重視されている世代間伝達の問題、すなわち、子どもに虐待を加える親は自分自身子ども時代に虐待を体験していることが多いという問題を取り上げることにする。

この問題を最初に指摘したのは、カーティス[59]であるといわれている。カーティスは、虐待された子どもが、もしその虐待から生き延びた場合、将来、殺人その他の暴力的犯罪者になる可能性が高いことに注意を喚起した。その後、子どもに虐待を加える親は自分自身子ども時代に虐待を体験していることが多いという事実に関心が向けられるようになってきた。シルヴァーら[251]は、一九六三年六月から一二月のあいだにコロンビア地区子ども病院で扱われた児童虐待ケース三四例について調査を行ない、そのうち四例（一一・八パーセント）において親自身（三例は母親、一例は父親）が子ども時代に明らかに親から虐待を受けており、青年期からアルコール依存、非行、攻撃的行動など問題行動を呈していたことを報告している。また、オリバーら[215]は、身体的虐待を受けた乳児の家系を五世代にわたって詳細に検討し、その家系に児童虐待が多発していることを報告している。

このように児童虐待の世代間伝達の問題に関して多くの臨床的報告が積み重ねられていったが、虐待を行なう親自身が児童期に虐待を経験している割合については報告によってかなりのばらつきが認められる。バージャー[18,19]によると、親自身が虐待を受けている割合に関しては、ジルの一一パーセントという報告からブランバーグ[22]の一〇〇パーセントという報告まで幅があるという。

この点について、ここではさらにいくつかのデータを提示することにする。

ハンターら[128]は、前述のように、新生児集中治療室に入院した二八二名の乳児を対象にプロスペクティブな研究を行なっている。二五五名の乳児が退院して両親のもとに引き取られたが、生後一年間のあいだに一〇名の子どもが虐待を体験していた。そのうち九名（九〇パーセント）の子どもの親は子ども時代に自分自身親から虐待されるという体験を有していた。また、ストラウス[266]は、三〜一七歳の子どものいる一一四六家族を対象にこの問題を調査している。これらの家族のうち半数の家族においては父親がインタビューされ、残りの半数の家族では母親がインタビューされた。その結果、これらの親のうち、一三歳以上の年齢において一年に二回以上自分自身の親によって身体的懲罰を経験していた親は、それ以下の懲罰しか経験していなかった親よりも子どもに対する虐待の頻度が五七パーセント高く、しかも、異性の親によって虐待された親の方が子どもを虐待する可能性が高いことが明らかになった。

このように児童虐待の世代間伝達に関しては肯定的な結果を報告するものが多いが、この見解に対して批判もまた存在している[288]。その主なものは、それらの研究の多くが臨床記述的なもので、コントロール群を有する科学的研究ではないというものである。

そのような批判に答えるものとして、ペリーら[221]は、虐待群とコントロール群を比較し、虐待群の親はコントロール群の親に比べて児童期に虐待された既往を有する者が多かったが、少なくとも高卒以上の学歴を有する者では、虐待群とコントロール群の親のあいだで虐待の既往に有意差はみられなかったとし、親自身の虐待の既往は親の虐待行動にそれほど強い関連性を有していないと結論づけている。また、バージャー[18,19]は、親自身が虐待体験を有していることは虐待の可能性を高めるが、虐待の必要条件でも十分条件でもないと述べ、児童虐待の世代間伝達の問題にやや否定的な見解を表明している。

このような見解に対し、ウェブスター‐ストラットン[284]は、三〜八歳の年齢の反抗性行動の子どもを持つ家族四〇家族を対象に研究を行なっている。これらの家族のうち、一九家族は子どもが虐待を受けている虐待グループ、二一家族は子どもが虐待を受けていない非虐待グループであった。虐待グループの母親のうち四六パーセントが子ども時代に虐待を経験していたのに対し、非虐待グループの母親では六パーセントが子ども時代に虐待を体験していたにすぎず、虐待の既往は虐待グループの母親に有意に多かった。さらに、虐待グループの母親の六一パーセントは配偶者による虐待を報告しており、非虐待グループの母親の一七パーセントに比べ有意に高率であった。これらの結果から、ウェブスター＝ストラットンは、低収入と児童期における虐待の既往が虐待グループと非虐待グループの差異の多くを説明し、両グループを判別する力をもっとも有していると結論づけており、児童虐待に関連した要因として低収入とともに虐待の既往を重視している。

　これらの研究結果から、子ども時代に虐待を体験していることが子どもに虐待を加える重要な要因となることは否定できない事実であると考えられるが、それでは、虐待の既往を有する親のうちどれくらいの割合の者が実際に子どもに虐待を加えることになるのであろうか。この点に関しては、カウフマンら[142]によって検討が行なわれている。

　カウフマンらはそれまでに発表されている三つの研究を取り上げ、この問題を検討している。すなわち、ハンターら[129]の研究、エーゲランら[67]の研究、ストラウス[266]の研究である。

　先に述べたように、ハンターら[129]は新生児集中治療室に入院した二八二名の新生児を対象にプロスペクティブな研究を行なっている。そのうち四九名の親が子ども時代に虐待された経験を有していた。一年間のフォローアップ中に一〇名の子どもが虐待され、そのうち九名の親は自分自身虐待の既往を有していた。すなわち四九名中九名の親が実際に虐待を行なったわけであるから、虐待の伝達率は一八パーセントということになる。この研究はプロスペクティブな研究の優秀性を示しているが、虐待の情報源に関してやフォローアップ期間の短さといった点にいくつかの欠点を有している。

エーゲランら(67)は、ハイリスクで低収入の主として単身家族の母親一六〇名を調査し、七〇パーセントという虐待の世代間伝達率を報告している。この報告に対しカウフマンらは、親が子どもに振るう虐待の定義を広くとりすぎているために、虐待の世代間伝達率が高くなりすぎている可能性があると指摘している。また、ストラウス(266)は、三歳から七歳の子どもがいる一一四六家族を調査し、一八パーセントという世代間伝達率を報告している。しかし、カウフマンらは、この調査では、親の被虐待経験を青年期の身体的虐待のみに限定しているため、もっと多くの親が被虐待経験を有していた可能性があること、また、単身家族、子どもの年齢が二歳以下の家族が除かれているため、もっとも虐待を受ける可能性の高い家族が含まれていないことなどが考えられ、一八パーセントという世代間伝達率は低すぎるとしている。こうした結果から、カウフマンらは虐待の世代間伝達率を三〇±五パーセントと推測している。すなわち、この値は一般人口における虐待の発生率（五パーセント）に比べると約六倍の高率であるが、この値からすると、子ども時代に虐待を経験している親のすべてが不可避的に虐待を繰り返すわけではなく、被虐待経験を有する親の三分の二は虐待を繰り返さないことになる。

それでは、同じように虐待の既往を有する親で、虐待を繰り返す親と繰り返さない親の違いはどこにあるのであろうか。この点を検討することは、将来の虐待を予防するという見地からも重要である。

この点に関して、ハンターら(129)は、虐待を繰り返さない親の方が子ども時代に受けた虐待についてより詳細に語ることができることに注目している。虐待を繰り返さない親は自分の早期の経験をより素直に語ることができ、しかも、虐待のサイクルを繰り返すかもしれないという可能性をよりよく認識しており、しばしば、「母親になるというのはどんなことかよくわからない」というような言葉を語った。それに対し、虐待を繰り返す親は、自分自身の虐待経験に対してしばしばあいまいな説明しかできず、自分の親としての能力に疑問を述べることが少なかった。すなわち、虐待を繰り返す親では、児童期の不幸な体験に対する徹底操作が十分になされていなかった。さらに、虐待を繰り返さない親は、子ども時代に親以外の人物（拡大家族、友達、公的機関、里親など）から代理的なサポートを得ることができており、それによって自分が困難に直面したときに外的資源を利用する信頼感を形成できているように思われた。同様のことはスティール[259]も指摘しており、虐待を受けた子どもたちの多くは成人して健全な生活を送ることができるが、そういった子どもたちには、愛情のある養育を提供することのできる重要な代理人物が存在していたと述べている。

このような記述からは、児童虐待に対する早期介入とサポートシステムの整備、および、虐待を受けた子どもに対する心理的治療などが将来の虐待を防止するために非常に重要な要因となると考えられる。しかし、虐待を受けた子どもにこのようなサービスを提供することは必ずしも容易なことではない。

8　治　療

児童虐待の治療に関しては、わが国とアメリカでは従来大きな違いが見られた。その違いを一口で表現すると、アメリカでは児童虐待の治療により大きな法的強制力が働いていたということができる。すなわち、児童虐待の治療的処遇に裁判所が大きな役割を果たしていた。ここでは、アメリカにおける治療の実際を概観し、その後、わが国の実情に簡単に触れることにする。

アメリカの多くの州では、郡のソーシャルサービス部門が被虐待児童の保護に対して法的責任を負っている[(40)]。その部門の保護サービス・ソーシャルワーカー（protecive services social worker）が中心的な役割を果たすことになる。保護サービス（protective services）の機能としては、(1)家族のインテークと評価、(2)治療サービスの提供、(3)地域内の他機関とのケースについての調整、(4)予防的サービスの四つが挙げられる。これらの機能を遂行していくために、保護サービス・ソーシャルワーカーはキーパーソンとして、表13に示したような地域の包括的なサービスを進めることになる。また、重篤なケースで裁判所に対して法的手続きをとることが必要となる場合、この機関がその責を負うことになる。

児童虐待の治療は、(1)危機介入、(2)親の治療、(3)子どもの治療、の三つからなっている。危機介入においては子どもの安全を確保することが緊急の課題となる。子どもはとりあえず、病院、一時的収容施設、里親のもとなどに収容されることになる。そして、そのあいだに家族機能の評価を行ない、

表13　提供される治療サービスの種類（キャロル，1980）

1. 子どもと親に対する治療とカウンセリング（個人，結婚，家族，集団）
2. 治療的里親および危機介入的施設措置
3. 民間人による治療（Lay therapy）
4. ボランティアプログラム（ビッグブラザー，ビッグシスター，送迎（transportation），養祖父母）
5. デイ・ケアおよび特別な必要性のある子どもに対する治療的デイ・ケア
6. 家事サービス（homemaker services）
7. 親教育
8. 食料品の注文といった緊急時の具体的援助

その後の治療方針が決定される。すなわち、在宅で治療を行なうか、親子分離を行なうかといったことが検討される。

ここで、少し話題がそれるが、里親の問題に簡単に触れておく。里親の機能としてマーティンは、(1)保護、(2)診断、(3)治療、の三機能を挙げている。[243] すなわち、保護機能とは、家庭が子どもにとって安全かどうか決定するまで、子どもを短期間里親に預けることであり、診断機能とは、家庭で発育不良であった子どもを里親のもとに預け、そこで順調な成長を遂げるかどうか判断したりすることである。三番目の治療機能とは、子どもを里親のもとに置くことによって治療的体験を得させることである。シュミットは、家族の自発的意志に基づいて、子どもを一時里親に預ける場合と、子どもを里親に預けるために裁判行為を決断する場合のガイドラインを提示している。[243] しかし、シューラーら[243]は、シュミットとは異なり、家族が自発的な意志によって子どもを里親に預けることにはむしろ反対であり、すべてのケースに裁判所が関与し、子どもがいつ家庭に戻るべきか裁判所が判断すべきであると述べている。しかし、デュゲット[64]は、保護サービス・ソーシャルワーカーが、裁判所に訴えることができる権力を背景に親に脅威を与え、それによって親を治療に従わせるという危険性を指摘し、児童虐待の法的処置に対し弁護士が果たすべき役割を論じている。シューラーら[243]は、虐待された子どもの多くは、家庭で生活することが困難であり、里親などに預けることが必要であると述べているが、里親制度自体にも大きな問題があり、里親と生活するよりも、虐待する親と生活する方が子どもはしばしば健全に成長するといった指摘もなされている[44]。

危機介入の問題に関連して、里親制度の問題に少し触れたが、次に親に対する治療的アプローチについて検討する。

親に対する治療としては、先に挙げた多機関の連携のもと多様なアプローチが試みられている。というのも、児童虐待の発生要因の項で述べたように、親が子どもに暴力を振るうに至るには多くの要因が関与しているからである。

ここでいくつかの研究を挙げてみると、アレクサンダー[6]は危機介入的な対応のみでなく、親に対する長期的な心理療法の必要性を指摘している。また、エーデルマンら[2]は、構成主義の原則に基づく家族療法的なアプローチが有効であるとしている。その他、対人関係や養育技術などについてさまざまなスキル・トレーニングも試みられている[230・286]。また、親の自助グループ（Parents Anonymous）なども活発に活動しており、その有効性が指摘されている。しかし、エーデルマンら[2]も指摘しているように、子どもに虐待を加える親は、一般に社会的に孤立しており、他者に対して信頼感を有しておらず、他者を侵入的、操作的と捉えていることが多い。そのため、彼らは概して、治療に対し拒否的であり、彼らをいかに治療に導入するかが重要な課題となる。

コーン[46]は、一七二四名の親を対象に一一の異なった治療プログラムの効果を比較している。それによると、一〇パーセントのケースにおいて、治療に対して裁判所の何らかの介入が必要であった。また、三〇パーセントのケースにおいて、治療期間中に非常に重篤な虐待の再発が認められた。この数値には、情緒的虐待や、軽度の身体的虐待は含まれていないので、この結果は、治療が子どもに安全な環境を提供するのに有効であるかどうか、疑問を生じさせるものである。そして、治療効果を判定する指標として、治療終結時に親が虐待を繰り返す可能性が以前に比べ減少したかどうかに注目して、治療効果を検討しているが、それによると、全ケースの四二パーセントにおいて虐待の可能性が減少していた。コーンは、この結果について、半数以下のケースにおいてしか、治療は有効でなかったともいえるとしている。また、治療プログラムの種類によって、治療効果に圧倒的な差は認められなかったが、治療プログラムの中に、lay service（一般のボランティアによる援助活動や、自助グループ Parents Anonymous）を含むものが比較的よい治療効果を示していた。

　このような報告からすると、虐待を行なう親に対する治療としては、lay service を組み入れた多様な治療的アプローチを用いることになるが、そうした治療法が全例において有効なわけではなく、せいぜい半数の症例に有効であると考えておくのが妥当であろう。

　一方、虐待された子ども自身に対する治療については、一九七〇年代後半まで、虐待による身体的障害に対する医学的治療や、子どもを親から分離し、施設や里親に預けるといった対応を除き、あまり関心が払われてこなかった[47·108·276]。しかし、一九八〇年前後より、親への治療的介入によって、子どもに対する虐待の可能性が大幅に減少したとしても、母子関係のゆがみなど子どもの側に心理的問題が長期間持続することが指摘され、これらの問題を解決するためには、子ども自身に対するインテンシブな治療的介入の必要性が認識されるようになってきた。このことは本章の長期経過の節の記述からすればむしろ当然である。さらに、トロウェルら[276]は、被虐待児の兄弟についてもその半数が治療的援助を必要とする情緒的障害を有していたと指摘している。

そうした中で、グリーン[108]は、危機介入後の子どもに対する治療的かかわりを精神分析的な立場から論じている。グリーンは、虐待を受けた子どもに対する治療目標として、

(1) 急性外傷反応の軽減
(2) 自我機能の強化
(3) 対象関係の改善
(4) 衝動コントロールの強化
(5) 自己評価の改善
(6) 対象恒常性と分離に耐える能力の強化
(7) 学業成績の改善

を挙げている。そして、グリーンは、被虐待児の治療に境界例あるいは精神病児童に適用される技法と同様の技法が必要であると論じている。

コーン[46]は、子ども自身を治療したことによる治療効果についても検討を行なっている。それによると、子どもによって改善パターンに違いがみられ、ある子どもでは問題のほとんどすべての領域にお

いて顕著な改善がみられたのに対し、他の子どもではほとんど改善を示していなかった。比較的よく改善した問題としては、情緒的交流の能力（七九パーセントの子どもで改善）、一般的幸福感（六七パーセント）、大人との相互関係（六六パーセント）、子ども同士の相互関係（五九パーセント）、注意集中困難（五七パーセント）などが見られた。

子ども自身の精神的問題に治療的に関与することは、将来の虐待を防止する観点からも重要な意味を有していると思われる。

以上、主としてアメリカにおける児童虐待の治療について述べてきた。わが国においては、二〇〇〇年に児童虐待等の防止に関する法律（児童虐待防止法）が施行され、その後この法律は何回かの改正を経て、今日のわが国における児童虐待に関する治療的処遇の法的枠組が確立されてきた。それにより、児童相談所を中心とする児童虐待に対する対応体制が次第に明確となってきた。このように、児童虐待防止法が制定されることによって、わが国においても児童虐待に対する処遇システムは整備されてきたが、仕事量の増加に見合うだけの専門職員の増員等が十分になされておらず、適切な治療的対応ができていないのみならず、職員のバーンアウトの問題が深刻化するなど、さまざまな問題を抱えており、それらに対する対応の必要性が指摘されている[235]。

このような処遇システムの問題に加えて、被虐待児やその親に対する精神医学的、心理的な治療に関してはまだ、多様な試みがなされている段階と考えられる。杉山[269]は、被虐待児のケアとして、第一に安心して生活できる場の確保、第二に愛着の形成とその援助、第三に子どもの生活・学習支援、第四に精神療法が挙げられるが、精神療法で重要なのはフラッシュバックへの対応とコントロール、および解離に対する治療であると述べている。

これまで乳幼児精神医学のいくつかの話題について触れてきた。しかし、ここでの記述はあくまでも筆者の視点であり、重要な事柄がいくつも抜け落ちている。乳幼児精神医学は多様な領域が関与する「超専門的 transdisciplinary」な学問領域である。しかも、最近の研究から明らかになってきたように、人間の発達にとってきわめて重要なこころの基礎が構築される時期である。子どもは胎内にいる時点から母親の視床下部－下垂体－副腎皮質（ＨＰＡ）系などの影響を受けており、それが胎児の脳の発達に大きな影響を与えている。今後はこの領域について、生物学的視点と心理学的な視点の両面から研究が進められることが期待される。

第9章　「親と子どもの心療科」にいたるまで
――乳幼児期からの家族支援の実際

近年、児童虐待など、子どもの養育を巡る問題が大きな社会問題となっており、家族の養育力の低下が指摘されている。このような家族の養育を巡る問題を支援するために、子育て支援センターの設置など、行政機関によってさまざまな対策が取られてきている。

児童精神医学の領域でも乳幼児期の精神医学的問題に関心が向けられるようになり、乳幼児精神医学、周産期精神医学などの新しい領域が注目されるようになっている。ここでは、われわれが行なっている乳幼児期早期からの子どもや親に対する精神医学的、心理学的援助および研究の実際についてその概略を紹介することにする。

1　われわれの臨床的取り組み

われわれは、一九八九年以降、名古屋第二赤十字病院NICUで低出生体重児の母子関係について観察を開始した。その後、NICUで治療的介入を行なうとともに、調査研究を行なってきた。そして、一九九八年より名古屋大学医学部附属病院産科において、母親のメンタルヘルスと母子関係の問題について妊娠期からフォローアップ研究を行なうとともに並行して治療的介入も試みてきた。

名古屋大学では、二〇〇一年四月に教育発達科学研究科が中心となり、全学のセンターである発達心理精神科学教育研究センター（以下センター）が設置された。このセンターは母子関係援助分野、児童精神医学分野、学校カウンセリング分野の三分野からなっており、子どものこころの問題を学際的な立場から総合的に研究することを目的としている。そして、その翌年にはこのセンターが協力する形で、医学部附属病院に「親と子どもの心療科」（設立当時は「親と子どもの心療部」）が新設され、児童精神医学の臨床活動を行なうことになった。親と子どもの心療科には、医学部の児童精神科医三名のほか、センターからも児童精神科医二名と臨床心理士数名が参加していた。そして、親と子どもの心療科が設置されたのに伴い、従来の児童精神科の診療に留まらず、これまで以上に産婦人科、小児科などとのリエゾン・コンサルテーション活動に積極的にかかわることになった。

ここでは、それらの活動の概要について紹介することにする。

われわれの治療活動としては、親と子どもの心療科における臨床活動に加えて、まず産科外来では、必要に応じて産科医の診察に同席したり、妊婦や家族の面接を行なったりしている。産科病棟、NICUにおいては原則として、心理的問題について相談できる旨の案内をすべての母親にインフォームすることにしている。

スタッフとしては、児童精神科医三名と臨床心理士四名がこれにかかわっていた。まず、臨床心理士がそれぞれ週一回、産科病棟および、産科病棟に隣接する小児科NICUを訪問する。産科病棟では、主に看護師からの依頼を受け、入院中の母親の病室を訪ね、母親および面会に訪れる家族からの相談を受けたり、自発的な相談がない場合でも病室への訪問を続けながら、母親たちの様子を見守っていく。

NICUでは、入院している児の面会に訪れた両親とかかわることになる。すなわち、われわれは家族中心のケアにかかわることになるが、この家族中心のケアは、NICUの医療スタッフによっても行なわれており、われわれも彼らのかかわりを踏まえた上で面会に訪れた家族と接するとともに、臨床心理学的・精神医学的見地からの見立てや意見の交換をNICUスタッフとのあいだで行なっている。さらに、産科病棟とNICUいずれにおいても、医師、看護師、助産師より、それぞれ担当ケースについての気になる点、かかわりづらさや家族への対応などについて相談を受けている。

しかし、患者の日々の様子や状態の変化については、非常勤のわれわれでは十分に把握しきれないことから、訪問の度に、入院する母親や面会に訪れる家族の状態についてスタッフと確認し合っている。この際、投薬が必要なケースや、患者の状態がかなり不安定なため、非常勤心理士の訪問だけでは妊娠から産褥期にかけてを乗り越えるのにサポートが十分でないと思われるケースについては、親と子どもの心療科を受診することを勧めることもある。ただ、産科病棟の場合、母親の入院期間が比較的短いことから、心理的なサポートが十分に行き届かないうちに母親が退院してしまうことも多い。

しかし、たとえば流産、胎児異常などによる中期中絶、死産などでわが子を喪った親の悲嘆は、当然のことながら退院後もそれを抱えて行かなくてはいけないことや、場合によってはしばらく時間が経過してから、さまざまな感情や反応が現れることもある。そこで退院後も相談できる場として、親と子どもの心療科スタッフが、外来の紹介と予約の取り方などについて記載した名刺大のカードを作成し、これを産科病棟やNICUを退院する母親や家族に配布している。

また、親と子どもの心療科の児童精神科医一名と臨床心理士一名が、二週間に一回、産婦人科と新生児科の合同ミーティングに同席して、患者の母親と新生児あるいは胎児の医学的所見などについての情報を共有している。最近は、以前にも増して、産後うつ病などの周産期の精神疾患が、精神科以外の科においても認知されるようになったことに加えて、パーソナリティの問題を抱える患者が増え、その対応に困るという声が産科、小児科スタッフのあいだでたびたび聞かれるようになった。そのため、ミーティングにおいても、母親の精神疾患やその対応についての相談を受けることがある。それらミーティングで得た患者に関する情報は、NICUを訪問する臨床心理士にも伝えられ、産科病棟やNICU訪問時の対応の手がかりにされている。

その中で、われわれが何らかのかかわりを求めて、こちらから積極的に情報を提供したケースは、二〇〇一年一月一八日から二〇〇三年四月二五日までのあいだに一七五名あった。その内訳は、NICUでインフォームした者が一〇九名、病室でインフォームした者が四七名、病室でインフォームし、NICUに移った者一九名であった。そのうち単なるインフォームに終わらず、何らかの治療的かかわりを持った者が、NICUでは、五二名（四七・七パーセント）、病室では、一五名（三一・九パーセント）、病室からNICUに移った者では、一八名（九四・七パーセント）であった。

NICU収容の主な理由としては、低出生体重児がもっとも多く、それに続いてさまざまな奇形や、呼吸障害が見られた。病室での接触があったケースでは、何らかの理由による人工妊娠中絶や切迫早産、あるいは妊娠中毒症などがあった。病室から子どもがＮＩＣＵに移ったケースでは、胎児に低体重、奇形などの問題が見られた。

介入の回数は平均三・五二回であり、一回で面接を終了したものから一一七回まで面接の回数を重ねた者までさまざまであった。面接の内容としては、子どもの状態の変化や医学的処置についての質問など比較的現実的な話題が多かったが、母親と看護師の関係がギクシャクした際に、両者の関係の改善のために治療的に介入を試みた例も見られた。

ＮＩＣＵにおける治療的介入については、心理療法的な面接を行なうのに、明確な治療的枠組みがあるわけでなく、また、患者さんの方にも必ずしも積極的に心理的相談を受けようという意志があるわけではない。そのため、児童精神科における診療のようにしっかりとした治療構造のもとで必ずしも治療的介入ができるわけではなく、より柔軟な対応が必要とされる。そういった意味では、ＮＩＣＵなどでの治療的介入にはより熟練した治療技法が必要とされるといえるかもしれない。

2　調査研究

これまでわれわれが産科病棟、ＮＩＣＵなどで行なっている臨床活動等についてその概略を述べてきた。ここではそのような臨床的活動と平行して行なってきた調査研究の結果についてその一部を紹介する。

われわれは、主として産褥期の母親の抑うつと愛着およびそれに関連する要因について検討を行なってきた。

1　一般の母親を対象にした調査

一般の母親四一七名を対象にして、産褥期の抑うつと母親愛着に関する検討を行なった[201]。調査には、Zung 自己評価式抑うつ尺度（Zung's self-rating depression scale：ＺＳＤＳ）、永田らによって開発された産褥期母親愛着尺度（Postpartum maternal attachment scale：中核母親愛着下位尺度、子どもに関する不安下位尺度の二つの下位尺度からなる）、および対象者の属性やサポート状況、妊娠経過や子どもの要因などに関する質問紙が用いられた。調査日時は出産後五・二±一・四六日であった。ＺＳＤＳの平均得点は四一・五±六・四一であった。ＺＳＤＳ陽性とされる四〇点以上の者の頻度は六六・八パーセントであり、これまでのわが国の報告に比べてかなり高いものであった。

パス解析の結果、産褥期の抑うつに影響を与える要因として、妊娠を知ったときの感情がポジティブであり、まわりにサポート資源を持っている者ほど、抑うつ得点が低くなること、また、抑うつ得点が高くなるほど、中核母親愛着得点は低くなり、子どもに関する不安得点は高くなるという結果が見られた。さらに、妊娠を知ったときの父親の反応は、中核母親愛着と関連を有しており、父親の反応が肯定的であるほど、母親の中核愛着は高まる傾向があることが明らかとなった。

2　ＮＩＣＵにおける調査

ＮＩＣＵに子どもが入院した母親一五三名を対象に前節と同様の調査を行なった。[202] 調査の実施時期は、出産後六・一±四・三一日であった。

ＮＩＣＵの母親の平均ＺＳＤＳ得点は四一・九±七・五二であった。ＺＳＤＳ得点四〇点以上の者の頻度は六一・三パーセントであった。これらの値は、一般群と比べて有意な差違の見られないものであった。一方、愛着尺度については、中核母親愛着下位尺度、子どもに関する不安下位尺度のいずれにおいても、ＮＩＣＵ群は一般群に比べて有意に得点が高かった。

また、ＮＩＣＵに入院した子どもを疾患別に、低出生体重児群、呼吸障害群、高ビリルビン血症群、心臓病などを含むその他の群に分けて検討すると、低出生体重児群は、それ以外の群に比べて、ＺＳＤＳ得点が有意に高く、産褥期母親愛着尺度の子どもに関する不安下位尺度が有意に高かった。ＮＩＣＵ入院群のなかでは、低出生体重児群は他の群に比べ特徴的な傾向が見られるのかもしれない。

パス解析では、ＺＳＤＳ得点は産褥期母親愛着尺度の二つの下位尺度（中核母親愛着下位尺度と子どもに関する不安下位尺度）とのあいだに一般群と同様の関係が認められたが、一般群とは異なり、ＺＳＤＳ得点と母親の妊娠を知ったときの感情や、周囲のサポートとの関連は認められなかった。また、一般群では認められなかった、妊娠を知ったときの父親の感情とＺＳＤＳ得点のあいだに負の関係が認められ、妊娠を知ったときの父親の感情と中核母親愛着下位尺度とのあいだに正の関係が認められた。

ＮＩＣＵに子どもが入院した群では、周囲のサポートよりも父親の妊娠を知ったときの反応に示される父親の子どもに対する肯定的な感情が母親にとって大きな影響を与えていると考えられた。

3　出生後1年目の調査

先述の1項との調査と同じ対象に一年後に同様の調査を実施した。[202] 産褥期母親愛着尺度については若干言葉を変えてそのまま使用した。

調査対象者は二四七名で、調査の時点における子どもの年齢は一三±一・六一カ月であった。ZSDSの平均得点は四二・一±七・四五であり、ZSDS得点四〇点以上のものは五九・二パーセントであった。この値は産褥期に得られた値と有意な差違の認められないものであった。愛着尺度については、中核母親愛着下位尺度は、産褥期の値と比べて有意に低下していたが、子どもに関する不安尺度は産褥期の値と有意な差違は認められなかった。

パス解析によると、産褥期の抑うつは一年後の抑うつに影響を与えており、また、周囲のサポートが一年後の抑うつに影響を与えていた。さらに、産褥期の中核母親愛着が一年後の抑うつに影響を与えており、産褥期の中核母親愛着が高いほど、一年後の抑うつは低くなっていた。

産褥期の中核母親愛着は一年後の中核母親愛着にも正の影響を与えており、産褥期の値が高ければ、一年後の中核母親愛着も高かった。

一年後の抑うつと中核母親愛着と子どもに関する不安のあいだには、産褥期と同様に、抑うつと中核母親愛着とは負の、抑うつと子どもに関する不安とは正の関連が認められた。

以上の結果から、産褥期の抑うつは一年後の母親の抑うつと関連しており、産褥期の中核母親愛着は一年後の抑うつと中核母親愛着に関連を有していた。それゆえ、母親のメンタルヘルスと母子の相互作用を考える場合、産褥期から抑うつと母親愛着に注目しておくことが重要であると考えられた。また他の研究でもいわれるように、周囲からのサポートが母親の抑うつの低下には重要であることが指摘された。

ここでは、妊娠、産褥期における母親のメンタルヘルスと母子関係の問題について、筆者らが行なっている調査と治療的介入について紹介した。しかし、筆者らの治療的介入はまだ試みの段階であり、治療的効果についても評価が行なわれているわけではない。しかも、治療的介入は現在のところ病院内に限定されており、地域との空間的、時間的連携が十分になされているわけではない。今後は、上田ら(279)によって試みられている保健所などとの抑うつ尺度を用いた連携や、病院から地域社会へと連続した連携を模索していくことが必要と考えられる。

3　おわりに

これまで乳幼児精神医学の臨床と研究について、われわれのささやかな経験を交えながら論じてきた。しかし、先にも述べたようにわが国ではまだ児童精神医学という学問領域も十分に確立されたものとなっていないのが現状であり、ましてや乳幼児精神医学を専門として掲げている医療機関はまだ数えるほどしかない。しかし、何も乳幼児の精神的問題にかかわるのは医療従事者だけではない。地域社会のさまざまな職種の人々が乳幼児のこころの健康にかかわっている。そうした状況でやはり重要なことは各専門職種に適切な教育が行なわれ、それぞれの職種が十分な実力をつけることであろう。

児童精神科医に関していえば、乳幼児の精神的問題に関心を持つ医師をできるだけ多く養成することが必要であろう。しかし、乳幼児精神医学といっても治療対象が必ずしも乳幼児であるというわけではない。精神病理は乳幼児や母親にあるのではなく、むしろ母親と子どものあいだ、すなわちその関係性のあいだに存在しているといってもよいだろう。そのため、乳幼児の精神的問題を扱っていると、精神病理といったものが一体どこにあるのか、わからなくなることがあるかもしれない。そういうときは、児童精神科医、あるいは乳幼児精神科医としてはアイデンティティの危機ともいえる状態に落ち込むことがあり、自分は専門家として何をしているのだろうと思い悩むこともある。

しかし、そのような悩みの時期がすぎると、子どもと養育者のあいだの関係性あるいは、子どもと養育者とを取り巻く家族との関係性といったものに目がいくようになり、そこに治療の鍵を見い出すことができるようになる。

とはいえ、現在は生物学的精神医学全盛の時代であり、精神科医の関心も脳の機能や薬物の作用にもっぱら向けられており、そもそも治療者－患者関係とか、母子関係といったものに目を向ける精神科医そのものが少なくなっているように思われる。

今後とも精神医学においては生物学的な研究が重視され、多くの新たな知見が得られることになるだろう。しかし、乳幼児の精神医学的問題を取り扱う乳幼児精神医学では、乳幼児とそれを取り巻く環境との関係性の問題に目を向けていくことが治療の大きな手段となる。そこに乳幼児精神医学といった専門領域に従事する面白さともどかしさがあるのではないだろうか。

文　献

1 Adams Hillard, P.J. (1985) Physical abuse in pregnancy. *Obstet Gynecol*, 1 6; 185–190.

2 Aderman, J., Russell, T. (1990) A constructivist approach to working with abusive and neglectful parents. *Fami Syst Med*, 8; 241–250.

3 Ainsworth, M.D. (1963) The development of infant-mother interaction among the Uganda. Foss, B.M. (ed.) *Determinants of Infant Behaviour*, II, pp.67–103, Wiley.

4 Ainsworth, M.D., Wittig, B. (1969) Attachment and exploratory behavior of one-year-olds in a strange situation. Foss, B. M. (ed.) *Determinants of Infant Behavior*, IV, pp.113–136, Methnen Press, London.

5 Ainsworth, M.D., Blehar, M., Waters, E. et al. (1978) *Patterns of Attachment: A Psychological Study of the Strange Situation*. Lawrence Erlbaum Associates, Hillsdale, N.J.

6 Alexander, H. (1980) Long-term treatment. In Kempe, C.H. and Halfer, R.E. *The Battered Child*, Third Edition. pp.288–296, The University of Chicago Press, Chicago and London.

7 Als, H. (1986) A synactive model of neonatal behavior organization: Framework for the assessment of neurobehavioral development in the premature infant and for support of infants and parents in the neonatal intensive care environment. *Phys Occup Ther Pediatr*, 6; 3–53.

8 American Psychiatric Association (1994) *Diagnostic and Statistical Manual of Mental Disorders*, Fourth Edition. The American Psychiatric Association.

9 Anand, K.J.S., Scalzo, F.M. (2000) Can adverse neonatal experiences alter brain development and subsequent behavoir? *Biol Neonate*, 77; 69–82.

10 Anthony, E.J. (1983) Foreword. Call, J.D., Galenson, E., Tyson, R.L. (eds) *Frontiers of Infant Psychiatry*, p.XVII. Basic Books, New York.

11 Armstrong, D.S. (2002) Emotional distress and prenatal attachment in pregnancy after perinatal loss. *J Nurs Scholarsh*, 34; 339–345.

12 Barrows, P. (1997) Parent-infant psychotherapy: a review article. *Journal of Child Psychotherapy*, 23; 255–264.

13 Bates, J.E. (1987) Temperament in infancy. Osofsky, J.D. (ed.) *Handbook of Infant Development*, 2, pp.1101–1149, John Wiley & Son, New York.

14 Bates, J.E., Freeland, C.A.B., Lounsbury, M.L. (1979) Measurement of infant difficultness. *Child Dev*, 50; 794–803.

15 Benoit, D., Parker, K.C. (1994) Stability and transmission of attachment across three generations. *Child Dev*, 65; 1444–1456.

16 Benward, J. and Densen-Geber, J.D. (1975) Incest as a causative factor in antisocial behavior: An exploratory study. *Contemp Drug Prob*, 4; 32–35.

17 Berard, A., Ramos, E., Rey, E., Biais, L., St-Andre, M., Oraichi, D. (2007) First trimester exposure to paroxetine, and risk of cardiac malformation in infants: the importance of dosage.

Birth Defects Res B Dev Rprod Toxico 80, 18–27.

18 Berger, A.M. (1980) The child abusing family: I. Methodological issues and parent-related characteristics of abusing families. *Am J Fam Ther*, 8 (3); 53–66.

19 Berger, A. M. (1980) The child abusing family: II. Child and child-rearing variables, environmental factors and typologies of abusing families. *Am J Fam Ther*, 8(4): 52–68.

20 Berthiaume, M., David, H., Saucier, J., Borget, F. (1998) Correlates of pre-partum depressive symptomatology: A multivariate analysis. *J Reprod Infant Psychol*, 16; 45–56.

21 Birrell, R., and Birrell, J. (1968) The maltreatment syndrome in children: A hospital survey. *Med J Austral*, 2; 1023–1029.

22 Blumberg, M.L. (1974) Psychopathology of the abusing parent. *Am J Psychother*. 28; 21–29

23 Boris, N.W., Zeanah, C.H. (1999) Disturbances and Disorders of attachment in infancy: An overview. *Infant Ment Health J*, 20; 1–9.

24 Bourget, D. and Bradtford, J.M.W. (1990) Homicidal patterns. *Can J Psychiatry*, 35; 233–238.

25 Bowlby, J. (1969) *Attachment and Loss*. vol.1 Attachment. Basic Books, New York.

26 Brackbill, Y., White, M., Wilson, M. et al. (1990) Family dynamics as predictors of infant disposition. *Infant Mental Health J*, 11; 113–126.

27 Brockington, I. (1996) *Motherhood and Mental Health*. Oxford University press, New York.

28 Brootem, D., Gennaro, S., Brown, L.P. et al. (1988) Anxiety, depression, and hostility in mothers of preterm infants. *Nurs Res*, 37; 213–216.

29 Brown, G.R., Anderson, B. (1991) Psychiatric morbidity in adult inpatients with childhood histories of sexual and physical abuse. *Am J Psychiatry*. 148; 55–61.

30 Bryer, J.B., Neslon, B.A., Miller, J.B. (1987) Childhood sexual and physical abuse as factors in adult psychiatric illness. *Am J Psychiatry*. 144; 1426–1436.

31 Byer, J.F. (2003) Components of developmental care and the evidence for their use in the NICU. *MCN Am J Matern Child Nurs*, 28; 174–180.

32 Caffey, J. (1946) Multiple fractures in the long bones on infants suffering from chronic subdural hematoma. *Am J Roentgenol*. 56; 163–173.

33 Cain, A.C., Cain, B.S. (1964) On replacing a child. *J Am Acad Child Psychiatry*, 3; 443–456.

34 Caldji, C., Tannenbaum, B., Sharma, S. et al. (1998) Maternal care during infancy regulates the development of neural systems mediating the expression of fearfulness in the rat. *Proc Natl Acad Sci USA*, 95; 5335–5340.

35 Call, J.D. (1983) Toward a nosology of psychiatric disorders in infancy. Call, J.D., Galenson, E., Tyson, R.L. (eds) *Frontiers of Infant Psychiatry*, pp.117–128, Basic Books, New York.

36 Cameron, J.R. (1977) Parental treatment, children's temperament, and the risk of childhood behavioral problems: 1. Relationship between parental characteristics and changes in children's temperament over time. *Am J Orthopsychiatry*, 47. 568–576.

37 Cannella, B.L. (2005) Maternal-fetal attachment: an integrative review. *J Adv Nurs*, 50; 60–68.

38 Carey, W.B. (1970) A simplified method for measuring infant temperament. *J Pediatric* 77; 188–194.

39 Carey, W.B., Mc Devitt, S.C. (1978) Revision of the infant temperament questionnaire. *Pedi-*

atrics, 61; 735–739.

40 Carrol, C.A. (1980) The function of protective services in child abuse and neglect. Kempe, C.H. and Halfer, R.E. (eds) *The Battered Child*, Third Edition, pp.275–287, The University of Chicago Press, Chicago and London.

41 Casper, R. Fleisher, B.E., Lee-Ancaias, J.C. (2003) Follow-up children of depressed mothers exposed or not exposed to antidepressant drugs during pregnancy. *J Pediatr*, 142; 402–408.

42 Chambers, C.D., Anderson, P.O., Thomas, R.G. et al. (1999) Weight gain in infants breastfed by mothers who take fluoxetine. *Pediatrics*, 104. http://www.ppediatrics.org/cgi/content/full/104/5/e61

43 Chambers, C.D., Hernandez-Diaz, S., Van Marter, L.J. (2006) Serective serotoin-reuptake inhibitors and risk of persistent pulmonary hypertension of the newborn. *N Engl J Med*, 354; 579–587.

44 Chicchetti, D., Olsen, K. (1990) The developmental psychopathology of child maltreatment. Lewis, M. and Miller, S.M. (eds) *Handbook of Developmental Psychopathology*. pp.261–179, Plenum Press, New York.

45 Cogill, J.F. (1985) Impact of maternal postnatal depression on cognitive development of young children. *Br Med J*, 292; 1165–1167.

46 Cohn, A.H. (1979) Essential elements of successful child abuse and neglect treatment. *Child Abuse Negl*, 3; 491–496.

47 Cohn, A.H. (1979) An evaluation of three demonstration child abuse and neglect treatment. *J Am Acad Child Psychiatry*, 18; 283–291.

48 Cohn, J.F., Tronick, E.Z. (1983) Three-month-old infants' reaction to simulated maternal depression. *Child Dev* 54; 185–193.

49 Coles, R. (1970) *ERIK H. ERIKSON: The Growth of His Work*. Tuttle company Inc.（鑪幹八郎訳（1980）『エリク・H・エリクソンの研究』ペリカン社）

50 Condon, J.T. (1986) The spectrum of fetal abuse in pregnant women. *J Nerv Ment Dis*, 174; 509–516.

51 Condon, J.T. (1987) The battered fetus syndrome. *J Nerv Ment Dis*, 175; 722–725.

52 Condon, J.T., Corkindale, C. (1997) The correlates of antenatal attachment in pregnant women. *Br J Med Psychol*, 70; 359–372.

53 Coons, P.M., Bowman, E.S., Milstein, V. (1987) Multiple personality disorder. A clinical investigation of 50 cases. *J Nerv Ment Dis*, 176; 519–527.

54 Cowan, P.A., Cowan, C.P. (2009) Couple relation ships: a missing link between adult atacchment and children's outcome. *Attach Hum Dev*, 11; 1–4.

55 Cramer, B., Stern, D.N. (1988) Evaluation of changes in mother-infant brief psychotherapy: A sigle case study. *Infant Ment Health J*, 9; 20–45.

56 Cramer, B., Robert-Tissot, C., Stern, D.N. et al. (1990) Outcome evaluation in brief mother-infant psychotherapy: A preliminary report. *Infant Ment Health J*, 11; 278–300.

57 Cramer, B., Palacio-Espasa, F. (1993) *La Pratique des Psychotherapies Mere-bebes*. Universitaires de France, Paris.

58 Cranley, M.S. (1981) Development of a tool for the measurement of maternal attachment

during pregnancy. *Nur Res*, 30; 281-284.

59 Curtis, G.C. (1963) Violence breeds violence-perhaps? *Amer J Psychiat*, 120; 386-387.

60 Cutrona, C.F., Troutman, B.R. (1986) Social support, infant temperament, and parenting self-efficacy: A mediational model of postpartum depression. *Child Dev*, 57; 1507-1518.

61 Dembo, R., Dertke, M., Voie, L.L. et al. (1987) Physical abuse, sexual victimization and illicit drug use: a structural analysis among high risk adolescents. *J Adolesc*, 10; 13-33.

62 de Vries, MW, (1984) Temperament and infant mortality among the Masai of East Africa. *Am J Psychiatry*, 141; 1189-1194.

63 Disbrow, M. A., Doerr, H. and Caufield, C. (1977) Measuring components of parents' potential for child abuse and neglect. *Child Abuse Negl*, 1; 279-296.

64 Duquette, D.N. (1980) Liberty and lawyers in child protection. Kempe, C.H. and Halfer, R.E. (eds) *The Battered Child*, Third Edition. pp.316-329, The University of Chicago Press, Chicago and London.

65 Egeland, B., Breitenbucher, M., Rosenberg, D. (1980) Prospective study of the significance of life stress in the etiology of child abuse. *J Consult Clin Psychol*, 48; 195-205.

66 Egeland, B., Vaughn, B. (1981) Failure of "bond formation" as a cause of abuse, neglect, and maltreatment. *Amer J Orthopsychiat*, 51; 78-84.

67 Egeland, B., Jacobvitz, D. (1984) Intergenerational countinuity of parental abuse: causes and consequences. Presented at Conference of Biosocial Perspectives in Abuse and Neglect, York, Me.

68 Einarson, A., Choi, J., Einarson, T.R. (2009) Rate of spontaneous and therapeutic abortions following use of antidepressants in pregnancy: Results from a large prospective database. *J Obstet Gynaecol Can*, 31; 452-456.

69 Elmer, E. (1967) *Children in Jeopardy: A Study of Abused Children and Their Families*. University of Pittsburgh Press, Pittsburgh.

70 Elmer, E., Gregg, G.D. (1967) Developmental characteristics of abused children. *Pediatrics*, 40; 596-602.

71 Emde, R.N. (1984) Foreword Infant Psychiatry in a changing World: Optimism paradox. Call, J.D., Galenson, F., Tyson, R.L. (Eds) *Frontiers of Infant Psychiatry*, II, p.XXI, New York, Basic Books.

72 Emde, R.N. (1990) New directions from infant psychiatry: Individuality in relationships and disorders.（第 12 回国際児童青年精神医学会での発表原稿，京都）

73 Ericson, A., Kallein, B., Wiholm, B.-E. (1999) Delivery outcome after the use of antidepressants in early pregnancy. *Eur J Clin Pharmacol*, 55; 503-508.

74 Erikson, E.H. (1963) *Childhood and Society*. W.W.Norton & Company, Inc.

75 Estroff, T.W., Herrera, C., Gaines, R. (1984) Maternal psychopathology and perception of child behavior in psychiatrically referred and child maltreatment families. *J Am Acad Child Psychiatry*, 23; 649-652.

76 Evans, A.L. (1980) Personality characteristics and disciplinary attitudes of child abusing mothers. *Child Abuse Nelg*, 4; 179-187.

77 Fameli, M., Katraki, E., and Stylianopoulou, E. (1994) Effects of hyperactivity of the mater-

nal hypothalamic-pituitary-adrenal (HPA) axis during pregnancy on the development of the HPA axis and brain monoamine of the offspring. *Int J Neurosci*, 12; 651–659.

78 Famularo, R., Kinscherff, R., Fenton, T. (1989) Posttraumatic stress disorder among maltreated children presenting to a juvenile court. *Am J Forensic Psychiatry*, 10; 33–39.

79 Famularo, R., Kinscherff, R., Fenton, T. et al. (1990) Child maltreatment histories among runaway and delinquent children. *Clin Pediatr*, 29; 713–718.

80 Famularo, R., Kinscherff, R., Fenton, T. (1992) Psychiatric diagnoses of maltreated children: Preliminary findings. *J Am Acad Child Adolosc Psychiatry*. 31; 863–867.

81 Fanaroff, A.A., Kennell, J.H., Klaus, M.H. (1972) Follow-up of low birth weight infants — the predictive value of maternal visiting patterns. *Pediatrics*, 49; 287–290.

82 Field, T., Widmayer, S., Greenberg, R. et al. (1982) Effects of parent training on teenage mothers and their infants. *Pediatrics*, 69; 703–707.

83 Field, T. (1984) Early interactions between infants and their postpartum depressed mothers. *Infant Behavior and Development*, 7: 517–522.

84 Field, T., Sandberg, D., Garcia, R., et al. (1985) Pregnancy problems, postpartum depression, and early mother-infant interactions. *Dev Psychology* 21; 1152–1156.

85 Field, T., Healy, B., Goldstein, S., et al. (1988) Infant of depressed mothers show "depressed" behavior even with nondepressed adults. *Child Dev*, 59; 1569–1579.

86 Fleming, A.S., Ruble, D.N., Flett, G.L. et al. (1988) Postpartum adjustment in first time mothers: Relations between mood, maternal attitudes and mother-infant interaction. *Dev Psychology*, 24; 71–81.

87 Fonagy, P., Steele, H., Steele, M. (1991) Maternal representations of attachment during pregnancy predict the organization of infant-mother attachment at one year of age. *Child Dev*, 62; 891–905.

88 Forrest, G.C., Standish, E., Baum, J.G. (1982) Support after perinatal death: a study of support and counseling after perinatal bereavement. *Br Med J*, 285; 1475–1479.

89 Fraiberg, S., Adelson, E., Shapiro, V. (1975) Ghosts in the nursery: A psychoanalytic approach to the problems of impaired infant-mother relationships. *J Am Acad Child Psychiatry*, 14; 387–421.

90 Fraiberg, S., Shapiro, V., Cherniss, D. (1983) Treatment modalities. Call, J.D., Galenson, E., Tyson, R.L. (eds) *Frontiers of Infant Psychiatry*. pp.56–73, Basic Books, New York.

91 Friedrich, W.N., Boriskin, J.A. (1976) The role of the child in abuse: A review of the literature. *Amer J Orthopsychiat*, 46; 580–590.

92 Friedrich, W.N., Einbender, A.J. (1983) The abused child: A psychological review. *J Clin Child Psychol*, 12; 244–256.

93 Frodi, A.M., Lamb, M.E. (1980) Child abusers' responses to infant smiles and cries. *Child Dev*, 51; 238–241.

94 Gaensbauer, T.J., Sands, K. (1979) Distorted affective communications in abused/neglected infants and their potential impact on caretaker. *J Am Acad Child Psychiatry*, 18; 236–250.

95 Gaines, R., Sandgrund, A., Green, A.H. et al. (1978) Etiological factors in child maltreatment: A multivariate study of abusing, neglecting, and normal mothers. *J Abnorm Psychol*, 87; 531–

540.

96 Galbally, M., Lewis, A., Snellen M. et al. (2006) Mother-infant psychotherapy and perinatal psychiatry: current clinical practice and future directions. *Australas Psychiatry*, 14; 384-389.

97 Galdston, R. (1965) Observations on children who have been physically abused and their parents. *Am J Psychiatry*, 122; 440-445.

98 Galler, J.R., Harrison, R.H., Ramsey, F. et al. (2000) Maternal depressive symptoms affect infant cognitive development in Barbados. *J Child Psychol Psychiatry*, 41; 747-757.

99 Garbarino, J. (1976) A preliminary study of some ecological correlates of child abuse: The impact of socioeconomic stress on mothers. *Child Dev*, 47; 178-185.

100 Geller, P.A., Kerns, D., Klier, C.M. (2004) Anxiety following miscarrige and the subsequent pregnancy: A review of the literature and future directions. *J Psychosom Res*, 56; 35-45.

101 Gelles, R.J. (1973) Child abuse as psychopathology: A sociological critique and reformation. *Amer J Orthopsychiat*, 43; 611-621.

102 Gentile, S. (2008) Pregnancy exposure to serotonin reuptake inhibitors and the risk of spontenious abortions. *CNS Spectr*, 13; 960-966.

103 George, C., Main, M. (1979) Social interactions of young abused children. *Child Developm*, 50; 306-318.

104 Gil, D. (1970) *Violence Against Children: Psychical Child Abuse in the United States*. Harvard University Press, Cambridge, Mass.

105 Gotlib, I.H., Whiffen, V.E., Mount, J.H. et al. (1989) Prevalence rates and demographic characteristics associated with depression in pregnancy and the postpartum. *J Consult Clin Psychol*, 57; 269-274.

106 Graham, P., Rutter, M., George, S. (1973) Temperamental characteristics as predictors of behavior disorders in children. *Am J Orthopsychiatry*, 43; 329-339.

107 Green. A.H. (1978) Self-destructive behavior in battered children. *Amer J Psychiat*, 135; 579-582.

108 Green, A.H. (1978) Psychiatric treatment of abused children. *J Am Acad Child Psychiatry*, 17; 356-371.

109 Green, A.H. (1983) Child abuse － dimension of psychological trauma in abused children. *J Am Acad Child Psychiatry*, 22; 231-237.

110 Hans, S.L., Jeremy, R.T. (2001) Postneonatal mental and motor development of infants exposed in utero to opioid drugs. *Infant Ment Health J*, 22; 300-315.

111 Harmon, R.J., Stall, P.J., Emde, R.N., et al. (1990) Infant psychiatry clinic grand rounds. Unresolved grief: A two-year-old brings her mother for treatment. *Infant Ment Health J*, 11: 97-112.

112 橋本清（1971）「神経疾患」日本医事新報，2444; 33-34.

113 Hay, D.F., Kumar, R. (1995) Interpreting the effects of mothers' postnatal depression on children's intelligence: A critique and re-analysis. *Child Psychiatr and Hum Dev*, 25; 165-181.

114 Hay, D.F., Pawlby, S., Sharp, D. et al. (2001) Intellectual problems shown by 11-year-old children whose mothers had postnatal depression. *J Child Psychol Psychiatry*, 42; 871-889.

115 Herrenkohl, E.C, Herrenkohl, R.C. (1979) A comparison of abused children and their nonab-

used siblings. *J Am Acad Child Psychiatry*, 18; 260-269.

116 Hirschmann, J.S. (1958) Structural analysis of the female infanticide. *Z Psychother Med Psychol*, 8; 1-20.

117 Hoffman, Y., Drotar, D. (1991) The impact of postpartum depressed mood on mother-infant interaction: Like mother like baby? *Infant Ment Health J*, 12; 65-80.

118 Hollon, S.D., DeRubeis, R.J., Evans, M.D. et al. (1992) Cognitive therapy and pharmacotherapy for depression singly and in combination. *Arch Gen Psychiatry*, 49; 774-781.

119 本城秀次（1984）「Borderline Child（境界例児童）の一例」児精医誌，25; 323-330.

120 本城秀次（1986）「幼児期に虐待を受けた一児童症例の精神病理学的考察」児精医誌，27; 203-212.

121 本城秀次（1986）「幼児期に虐待を受けた児童の絵画療法過程についての研究」芸術療法，17; 25-34.

122 本城秀次（1992）「乳幼児精神医学——その射程と展望」精神医学，34; 6-21.

123 Honjo, S., Arai, S., Kaneko, H. et al. (2003) Antenatal depression and maternal fetal attachment. *Psychopathology*, 36; 304-311.

124 本城秀次（2004）「総説——周産期から乳幼児期の環境と精神発達」臨床精神医学，33; 1411-1416.

125 堀内勁（2001）「カンガルーケア」渡辺久子，橋本洋子編『別冊発達 24　乳幼児精神保健の新しい風』pp.91-103, ミネルヴァ書房.

126 Horowitz, J.A., Damato, E., Solon, L. et al. (1995) Postpartum depression: issues in clinical assessment. *J Perinatol*, 15; 268-278.

127 Hughes, P., Turton, P., Hopper, E. et al. (2002) Assessment of guidelines for good practice in psychosocial care of mothers after stillbirth: a cohort study. *Lancet*, 360; 114-118.

128 Hunter, R.S., Kilstrom, N., Kraybill, E.N. et al. (1978) Antecedents of child abuse and neglect in premature infancts: A prospective study in a newborn intensive care unit. *Pediatrics*, 61; 629-635.

129 Hunter, R.S., Kilsrom, N. (1979) Breaking the cycle in abusive families. *Am J Psychiatry*, 136; 1320-1323.

130 池田由子（1979）『児童虐待の病理と臨床』金剛出版.

131 池田由子，成田年重（1984）「被虐待多胎児の事例研究」現代のエスプリ，206; 128-139.

132 池田由子（1987）『児童虐待——ゆがんだ親子関係』中央公論社.

133 池田由子（1989）「児童虐待の病理と治療（総論）」精神科治療学，4; 559-568.

134 Jacobson, B., Eklund, G., Hamberger, L. et al. (1987) Perinatal origin of adult self-destructive behavior. *Acta Psychiatr Scand*, 76; 364-371.

135 Jacobson, B., Bygdeman, M. (1998) Obstetric care and proneness of offspring to suicide as adults: Case control study. *BMJ*, 317; 1346-1349.

136 Jacobson, S.W., Jacobson, J.L. (2001) Alcohol and drug-related effects on development: A new emphasis on contextual factors. *Infant Ment Health J*, 22; 416-430.

137 可知佳世子，幸田克好，松本英夫（1994）「著明な腹痛発作を伴った周期性 ACTH－ADH 分泌過剰症の検討——心身症的様相を呈した二症例をとおして」心身医，34; 370-

375.

138 金子一史，本城秀次（2009）「親の精神障害が児の早期発達に及ぼす影響」精神科治療学，24; 569-574.

139 Kallen, B., Olausson, P.O. (2008) Maternal use of selective serotonin re-uptake inhibitors and persistent pulmonary hypertention of the newborn. *Pharmacotherapy and Drug Safety*, 17; 801-806.

140 Kaplan, D.M., Mason, E.A. (1960) Maternal reactions to premature birth viewed as an acute emotional disorder. *Amer J Orthopsychiatry*, 30; 539-552.

141 Kashani, J., Shekim, W., Burk, J. et al. (1987) Abuse as a predictor of psychopathology in children and adolescents. *J Clin Child Psychol*, 16; 43-50.

142 Kaufman, J., Zigler, E. (1987) Do abused children become abusive parent? *Amer J Orthopsychiat*, 57; 186-192.

143 Kaufman, J. (1991) Depressive disorders in maltreated children. *J Am Acad Child Adolesc Psychiatry*, 30; 257-265.

144 川井尚，小池みさを，安藤朗子ほか（1990）「小児虐待の発生要因およびその対処法に関する一考察——ケーススタディから」小児保健研究，49; 591-599.

145 Kazdin, A., Moser, J., Colbus, D. (1985) Depressive symptoms among physically abused and psychiatrically disturbed children. *J Abnorm Psychol*, 94; 298-307.

146 Kempe, C.H., Silverman, F.N., Steele, B.F. et al. (1962) The battered-child syndrome. *JAMA*, 181; 17-24.

147 Kempe, C.H. (1971) Pediatric implications of the battered baby syndrome. *Archives of Disease in Childhood*. 46; 28-37.

148 Kempermann, G., Kuhn, H.G., Gage, F.H. (1997) More hippocampal neurons in adult mice living in an enriched environment. *Nature*, 386; 493-495.

149 Kent, L., Laidlaw, J.D.D., Brockington, I.F. (1997) Fetal abuse. *Child Abuse Negl*, 21; 181-186.

150 Kersting, A., Dorsch, M., Wesselmann, U. et al. (2004) Maternal posttraumatic stress response after the birth of a very low-birth-weight infant. *J Psychosomatic Res*, 57; 473-476.

151 Khul, P.K., Williams, K.A., Lacerda, F. et al. (1992) Linguistic experience alters phonetic perception in infants by 6 month of age. *Science*, 255; 606-608.

152 Kim, K.H.S., Relkin, N.R., Lee, K.M. et al. (1997) Distinct cortical areas associated with native and second languages. *Nature*, 388; 171-174.

153 Kiser, L.J., Heston, J., Millsap, P.A. et al. (1991) Physical and sexual abuse in childhood: Relationship with post-traumatic stress disorder. *J Am Acad Child Adolesc Psychiatry*, 30; 776-783.

154 Kitamura, T., Sugawara, M., Sugawara, K. et al. (1996) Psychosocial study of depression in early pregnancy. *Br J Psychiatry*, 168; 732-738.

155 Kitamura, T., Yoshida, K., Okano, T. et al. (2006) Multicentre prospective study of perinatal depression in Japan: incidence and correlates of antenatal and postnatal depression. *Arch Women Ment Health*, 9; 121-130.

156 Klaus, M.H., Kennel, J.H. (1976) *Maternal-Infant Bonding*. The C.V. Mosby Company.

157 Klein, M., Stern, L. (1971) Low birth weight and the battered child syndrome. *Amer J Dis Child*, 122; 15-18.

158 Koenen, M.A., Thompson, J.R.J.W. (2008) Filicide: Historical review and prevention of child death by parent. *Infant Ment Health J*, 29; 61-75.

159 Korbin, J.E. (1980) The cross-cultural context of child abuse and neglect. Kempe, C.H. and Helfer, P.E. *The Battered Child*, Third Edition. pp.21-35, The University of Chicago Press, Chicago and London.

160 Kreisler, L., Cramer, B. (1983) Infant Psychopathology: Guidelines for examination, clinical grouping, nosological propositions. Call, J.D., Galenson, E., Tyson, R.L. (eds) *Frontiers of Infant Psychiatry*, pp.129-135, Basic Books, New York.

161 Kulin, N.A., Pastuszak, A., Sage, S.R. (1998) Pregnancy outcome following maternal use of the new selective serotonin reuptake inhibitors: a prospective controlled multicenter study. *JAMA*, 609-610.

162 Kumar, R. (1982) Neurotic disorders in childbearing women. Brockington, I.F., Kumar, R. (eds) *Motherhood and Mental Illness*. pp.71-118, London, Academic Press.

163 Kumar, R., Robson, K.M. (1984) A prospective study of emotional disorders in child bearing women. *Br J Psychiatry*, 144; 35-47.

164 Kumar, R. (1994) Services for mentally ill mothers and their babies. 精神科診断学, 5; 331-338.

165 栗田広（1988）「展望——乳幼児精神医学」発達障害研究, 10; 161-174.

166 Kurstjens, S., Wolke, D. (2001) Effect of maternal depression on cognitive development of children over the first 7 years of life. *J Child Psychol Psychiatry*, 42; 623-636.

167 Lahey, B.B., Conger, R.D., Atkeson, B.M. et al. (1984) Parenting behavior and emotional status of physically abusive mothers. *J Consult Clin Psychol*, 52; 1062-1071.

168 Leifer, M., Smith, S. (1990) Preventive intervention with a depressed mother with mental retardation and her infant: A quantitative case study. *Infant Ment Health J*, 11; 301-314.

169 Levobici, S. (1980) 第 1 回世界乳幼児精神医学会での発表, Cascais, Portugal.

170 Levobici, S. (1983) *Le nourrisson, la mére et le psychoanalyste: Les interactions precoces*. Paidos/Le Centurion, Paris.

171 Lewis, D.O. (1992) From abuse to violence: Psychophysiological consequences of maltreatment. *J Am Acad Child Adolesc Psychiatry*, 31; 383-391.

172 Livingood, A.B., Daen, P., Smith, B.D., (1983) The depressed mother as a source of stimulation for her infant. *J Clin Psychol*, 39; 369-375.

173 Lou, H.C., Nordentoft, M., Jensen, F. et al. (1992) Psychosocial stress and severe prematurity. *Lancet*, 340; 54.

174 Lou, H.C., Hansen, D., Nordentoft, M. (1994) Prenatal stressors of human life affect fetal brain development. *Dev Med Child Neurol*, 36; 826-832.

175 Lynch, M. (1975) III-health and child abuse. *Lancet*, 2; 317-391.

176 Lynch, M. and Roberts, J. (1977) Predicting child abuse: Signs of bonding failure in the maternity hospital. *Brit Med J*, 1; 624-626.

177 Mackenzie, T., Collns, N.M., Popkin, E. (1982) A case of fetal abuse? *Amer J Orthopsychiat*,

52; 699-703.

178 Mahler, M.S., Pine, F., Bergman A. (1975) *The Psychological Birth of the Human Infant.* Basic Books.（高橋雅士，織田正義，浜畑紀訳（1981）『乳幼児の心理的誕生』黎明書房）

179 Main, M., Weston, D.R. (1981) The quality of the todoller's relationship to mother and to father: Related to conflict behavior and readiness to establish new relationships. *Child Dev*, 52; 932-940.

180 Main, M., George, C. (1985) Responses of abused and disadvantaged toddlers to distress in agemates: A study in the day care setting. *Dev Psychol*, 21; 407-412.

181 Maki, P., Veijola, J., Rasanen, P. et al. (2003) Criminality in the offspring of antenatally depressed mothers: A 33-year follow-up of the Northern Finland 1966 Birth Cohort. *J Affect Disord*, 74; 273-278.

182 Martin, H.P., Beezley, P. (1976) Personality of abused children. Martin, H.P. (ed.) *The Abused Child: A Multidisciplinary Approach to Developmental Issues and Treatment.* pp.105-111, Ballinger, Cambridge.

183 Martin, H.P. (1980) The consequences of being abused and neglected: How the child fares. Kempe, C.H. and Halfer, R.E. (eds) *The Battered Child.* Third Edition. pp.347-365, The University of Chicago Press, Chicago and London.

184 Martin, C.J., Brown, G.W., Goldberg, D.P. et al. (1989) Psycho-social stress and puerperal depression. *J Affect Disord*, 16; 283-293.

185 Maschi, S., Clavenna, A., Campi, R. et al. (2008) Neonatal outcome following pregnancy exposure to antidepressant: a prospective controlled cohort study. *Br J Obstet Gynecol*, 115; 283-289.

186 松本伊智朗（2008）「貧困と子ども虐待」子どもの虐待とネグレクト，10; 329-334.

187 McConnel, S.K. (1995) Strategies for the generation of neuronal diversity in the developing central nervous system. *J Neurosci*, 15; 6987-6998.

188 McRae, K.N., Ferguson, D.H., Lederman, R.S. (1973) The battered child syndrome. *CMA J*, 108; 859-866.

189 Meadow, R. (1977) Munchausen syndrome by proxy — the hinterland of child abuse. *Lancet*, 2; 343-345.

190 Melnick, B., Hurley. J. (1969) Distinctive personality attributes of child - abusing mothers. *J Consult Clin Psychol*, 33; 746-749.

191 Menzel, B., Rotnern, D. (1990) Multiple birth and its influence on the mothering experience: A case study of parent/infant psychotherapy with quadruplets. *Infant Ment Health J*, 11; 26-36.

192 三宅和夫（1989）「乳幼児の情動的発達と母子関係——日米比較の観点から」小此木啓吾，渡辺久子編『別刷発達 9 乳幼児精神医学への招待』ミネルヴァ書房，pp.60-66.

193 Minde, K., Minde, R. (1986) *Infant Psychiatry: An Introductory Textbook.* SAGE Publications, Beverly Hills.

194 Money, M.A., Begleiter, M.L., Harris, D.J. (1981) Profile of a battered fetus. *Lancet*, 2; 1294-1295.

195 Morse, C., Sahler, O., Friedman, S. (1970) A three year follow-up of abused and neglected

children. *Am J Dis Child*, 120; 439-446.

196 Muller, M.E. (1992) A critical review of prenatal attachment research. *Sch Inq Nurs Pract*, 6; 5-22.

197 Muller, M.E. (1993) Development of the Prenatal Attachment Inventory. *West J Nurs Res*, 15; 199-215.

198 村田豊久（1977）「虐待児症候群（The Battered Child Syndrome）について」教育と医学，25; 278-283.

199 長畑正道（1983）「被虐待児症候群——小児の身体的，情緒的虐待」小児医学，16; 21-38.

200 Nagata, M., Nagai, Y., Sobajima, H. et al. (2000) Maternity blues and attachment to children in mothers of full-term normal infants. *Acta Psychiatr Scand*, 101; 209-217.

201 Nagata, M., Nagai, Y., Sobajima, H. et al. (2003) Depression in the early postpartum period and attachment to children: in mothers of NICU infants. *Inf Child Dev*, 13; 93-110.

202 Nagata, M., Nagai, Y., Sobajima, H. et al. (2003) Depressive tendencies in the mother and attachment: results from a follow-up study at 1 year postpartum. *Psychopathology*, 36; 142-151.

203 永田雅子（2006）「新生児とその家族への看護と支援——臨床心理士——」周産期医学，36; 673-675.

204 Nakhai-Pour, H.R., Broy, P., Berard, A. (2010) Use of antidepressants during pregnancy and the risk of spontaneous abortion. *CMAJ*, 182; 1031-1037.

205 Nelson, C.A., Bloom, F.E. (1997) Child development and Neuroscience. *Child Develop*, 68; 970-987.

206 Nelson, C.A., Bosquet, M. (2000) Neurobiology of fetal and infant development: implications for infant mental health. C.H. Zeanah, Jr. (ed) *Handbook of Infant Mental Health*. 2nd ed. pp.37-59, The Guilford Press, New York.

207 日本子ども家庭総合研究所編（2006）『日本子ども資料年鑑 2006』KTC 中央出版.

208 Oates, R.S., Forrest, D., Peacock, A. (1985) Self-esteem of abused children: Special Issue: C. Henry Kempe Memorial Research Issue. *Child Abuse Negl*, 9; 159-163

209 Ogata, S.N., Silk, K.R., Goodrich, S. (1990) Childhood sexual and physical abuse in adult patients with borderline personality disorder. *Am J Psychiatry*, 147; 1008-1013.

210 O'Hara, M.W. (1986) Social support, life events and depression during pregnancy and the puerperium. *Arch Gen Psychiatry*, 43; 569-573.

211 岡野禎治，野村純一，越川法子ほか（1991）「Maternity Blues と産後うつ病の比較文化的研究」精神医学，33; 1051-1058.

212 岡野禎治（1993）「本邦における産後精神障害の実態」周産期医学，23; 1397-1404.

213 小此木啓吾編（1987）「発達 32 乳幼児精神医学」ミネルヴァ書房.

214 小此木啓吾，渡辺久子編（1989）『別冊発達 9　乳幼児精神医学への招待』ミネルヴァ書房.

215 Oliver, J.E., Taylor, A. (1971) Five generations of ill-treated children in one family pedigree. *Brit J Psychiat*, 119; 473-480.

216 大野久（2000）「自我同一性（アイデンティティ）」久世敏雄，齋藤耕二監修『青年心

理学事典』p.151, 福村出版.

217 Ounstead, C., Oppenheimer, R., Linsay, J. (1974) Aspect of bonding failure: the psychopathology and the psychotherapeutic treatment of families of battered children. *Dev Med Child Neurol*, 16; 447-456.

218 Palacio Espara, F., Cramer, B. (1989) Psychotherapie de la relation mere-enfant. *Rev de Med Psychosom*, 19; 59-70.

219 Passman, R., Mulhern, R.K. (1977) Maternal punitiveness as affected by situational strees: An experimental analogue of child abuse. *J Abnorm Psychol*, 86: 565-569.

220 Paulson, M., Afifi, A., Thomason, M. et al. (1974) The MMPI: A descriptive measure of psychopathology in abusive parents. *J Clin Psychol*, 30; 387-390.

221 Perry, M.A., Wells, E.A., Doran, L.D. (1983) Parent characteristics in abusing and nonabusing families. *J Clin Psychol*, 12; 329-336.

222 Plotsky, P.M., Meaney, M.J. (1993) Early postnatal experiences alters hypothalamic corticotropin-releasing factor (CRF) mRNA, median eminence CRF content and stress-induced release in adult rats. *Brain Res Mol Brain Res*, 18; 195-200.

223 Putnam, F.W., Guroff, J.K., Silberman, E.K. et al. (1986) The clinical phenomenology of multiple personality disorder: review of 100 recent cases. *J Clin Psychiatry*, 47; 285-293.

224 Poznanski, E.O. (1972) The "replacement child": A saga of unresolved parental grief. *Behavioral Pediatrics*, 81; 1190-1193.

225 Radbill, S.X. (1980) Children in a world of violence: A history of child abuse. Kempe, C.H. and Halfer, R.E. (eds) *The Battered Child*. Third Edition. pp.3-20, The University of Chicago Press, Chicago and London.

226 Raudzus, J., Misri, S. (2008) Managing unipolar depression in pregnancy. *Current Opinopn in Psychiatry*, 22; 13-18.

227 Resnick, P.J. (1969) Child murder by parents: A psychiatric review of filicide. *Am J Psychiatry*, 126; 73-82.

228 Resnick, P.J. (1970) Murder of the newborn: A psychiatric review of neonaticide. *Am J Psychiatry*, 126; 1414-1420.

229 Rey, E.S., Martinez, H.G. (1983) Manejo rational del nino premature: Proceedings of the conferencias curuso de medicina fetal neonatal, Bogoda Colombia. WHO, pp.137-151.

230 Rickey, C.A., Lovell, M.L., Reid, K. (1991) Interpersonal skill training to enhance social support among women at risk for child maltreatment. *Children and Youth Services Review*, 13; 41-59.

231 Ramos, E., Oraichi, D., Rey, E. et al. (2007) Prevarence and predictors of antidepressant use in a cohort pregnant women. *BJOG*, 114; 1055-1064.

232 Ross, C.A., Norton, G.R., Wozney, K. (1989) Multiple personality disorder: an analysis of 236 cases. *Can J Psychiatry*, 34; 413-418.

233 Ross, C.A., Miller, S.D., Bjornson, L. et al. (1991) Abuse histories in 102 cases of multiple personality disorder. *Can J Psychiatry*, 36; 97-101.

234 Sack, W.H., Mason, R., Higgins, J. (1985) The single-parent family and abusive child punishment. *Amer J Orthopsychiat*, 55; 252-259.

235 才村純（2009）「法改正に伴う児童相談所の現状と課題」子どもの虐待とネグレクト，11; 26-33.

236 Salk, L., Lipsitt, L.P., Sturner, W.Q. et al. (1985) Relationship of maternal and perinatal conditions to eventual adolescent suicide. *Lancet*, i; 624-627.

237 Sandgrund, A., Gaines, R.W., Green, A.H. (1974) Child abuse and mental retardation: a problem of cause and effect. *Amer J Ment Defic*, 79; 327-330.

238 佐竹良夫（1971）「小児の虐待」小児科診察，34; 213-218.

239 Sato, T., Funahashi, T., Mukai, M. et al. (1980) Periodic ACTH discharge. *J Pediatr*, 97; 221-225.

240 Sato, T., Uchigata, Y., Uwadana, N. et al. (1982) A syndrome of periodic adrenocorticotropin and vasopressin discharge. *J Clin Endocrinol Metab*, 54; 517-522.

241 Sato, T. (1993) Prevalence of Syndrome of ACTH-ADH discharge in Japan. *Clin Pediatr Endocrinol*, 2; 7-12.

242 佐藤喜和，富所隆三，小栗政夫，須田浩充（1998）「心理的アプローチが奏効した周期性 ACTH-ADH 分泌過剰症の 1 例」日本小児科学会雑誌，102; 802-805.

243 Scheurer, S.L., Bailey, M.M. (1980) Guidelines for placing a child in foster care. Kempe, C.H. and Halfer, R.E. (eds) *The Battered Child*, Third Edition. pp.297-305, The University of Chicago Press, Chicago and London.

244 Schultz, R., Braun, B.G., Kluft, R.P. (1989) Multiple personality disorder: phenomenology of selected variables in comparison to major depression. *Dissociation*, 52; 45-51.

245 Score, A.N. (2001) Effects of a secure attachment relationship on right brain development, affect regulation, and infant mental health. *Infant Ment Health J*, 22; 7-66.

246 白瀧貞昭（1988）「乳幼児精神医学——最近の動向を中心として」児精医誌，29; 137-147.

247 庄司順一（1984）「乳児の気質」『別冊発達　乳幼児の発育と母と子の絆』ミネルヴァ書房，pp.57-64.

248 庄司順一（1992）「小児虐待」小児保健研究，51; 341-350.

249 Shorkey, C. (1980) Sense of personal worth in self-esteem, and anomia of child-abusing mothers and controls. *J Clin Psychol*, 36; 817-820.

250 Shorkey, C.T., Armendariz, J. (1985) Personal worth, self-esteem, anomia, hostility and irrational thinking of abusing mothers: A multivariate approach. *J Clin Psychol*, 41; 414-421.

251 Silver, L.B., Dublin, C.C., Lourie, R.S. (1969) Does violence breed violence? Contributions from a study of the child abuse syndrome. *Amer J Psychiat*, 126; 404-407.

252 Silverman, F.N. (1953) The roentgen manifestations of unrecognized skeletal trauma in infants. *Amer J Roentgenol*, 69; 413-427.

253 Singer, L.T., Salvator, A., Gou, S. et al. (1999) Maternal psychological distress and parenting stress after the birth of a very low-birth -weight infant. *JAMA*, 281; 799-805.

254 Smith, S.M. and Hanson, R. (1974) 134 battered children: A medical and psychological study. *Bri Med J*, 3; 666-670.

255 Spinelli, M.G. (1997) Interpersonal psychotherapy for depressed antepartum women: A pilot study. *Am J Psychiatry*, 154; 1028-1030.

256 Spinelli, M.G., Endicott, J. (2003) Controlled clinical trial of interpersonal psychotherapy versus parenting education program for depressed pregnant women. *Am J Psychiatry*, 160; 555–562.

257 Spinetta, J.J., Rigler, D. (1972) The child-abusing parent: A psychological review. *Psychological Bulletin*, 77; 296–304.

258 Starr. R.H. Jr. (1988) Physical abuse of children. Van Hasselt, V.B., Morrison, R.L., Bellack, A.S. et al. (eds) *Handbook of Family Violence*. pp.119–155, Plenum Press, New York.

259 Steele, B.F. (1986) Notes on the lasting effects of early child abuse throughout the life cycle. *Child Abuse Negl*, 3; 213–225.

260 Steele, H., Steele, M., Fonagy, P. (1996) Associations among attachment classifications of mothers, fathers, and their infants. *Child Develop*, 67; 541–555.

261 Stern, D.N. (1985) *The Interpersonal World of the Infant: A View from Psychoanalysis and Developmental Psychology*.（小此木啓吾，丸田俊彦監訳（1989）『乳児の対人世界　理論編』岩崎学術出版社）

262 Stern, D. (1995) The Motherhood Constellation. Basic Books, New York.

263 Stern-Bruschweiler, N., Stern, D.N. (1989) A model for conceptualizing the role of the mother's representational world in various mother-infant therapies. *Infant Ment Health J*, 10; 142–156.

264 Stevenson-Hinde, J. (1990) Attachment with in family systems: An overview. *Infant Ment Health J*, 11; 218–227.

265 Stiskal, A., Kulin, N., Koren, G. (2001) Neonatal paroxetine withdrawal syndrome. *Arch Dis Child Fetal Neonatal Ed*, 84; F134–F135.

266 Straus, M.A. (1979) Family patterns and child abuse in a nationally representative American Sample. *Child Abuse Negl*, 3; 213–225.

267 Streissguth, A.P., Aase, J.M., Clarren, S.K. et al. (1991) Fetal alcohol syndrome. *JAMA*, 265; 1961–1967.

268 杉山登志郎，本城秀次，大石英二ほか（1985）「児童虐待へのチーム医療——治療チームを作成して治療を行った1症例」小児の精神と神経，25; 183–189.

269 杉山登志郎（2009）「子ども虐待への包括的ケア——医療機関を核とした子どもと親への治療」子どもの虐待とネグレクト，11; 6–18.

270 Swaminnathan, S., Alexander, G.R., Boulet, S. (2006) Delivering a very low birth weight infant and the subsequent risk of divorce or separation. *Matern Child Health J*, 10; 473–479.

271 Task Force on Research Diagnostic Criteria (2003) Infancy and Preschool: Research diagnostic criteria for infants and preschool children: the process and empirical support. *J Am Acad Child Adolesc Psychiatry*, 42; 1513–1516.

272 Terr, L.C. (1991) Childhood trauma: an outline and overview. *Am J Psychiatry*. 148; 10–20.

273 Thomas, A., Chess, S., Birch, H. et al. (1963) *Behavioral Individuality in early childhood*. New York University Press, New York.

274 Thomas, A., Chess, S., Birch, H. (1968) *Temperament and Behavior Disorders in Children*. New York.

275 Thomas, A., Chess, S., Korn, S.J. (1982) The reality of difficult temperament. *Merrill-Palmer*

Quarterly, 28; 1-20.

276 Trowell, J., Castle, R.L. (1981) Treating abused children. Some clinical and research aspects of work carried out by the National Advisory Centre of the National Society for the Prevention of Cruelty to Children in the United Kingdom. *Child abuse Negl*, 5; 187-192.

277 Tsartsara, E., Johnson, M.P. (2006) The impact of miscarriage on women's pregnancy-specific anxiety and feelings of prenatal maternal-fetal attachment during the course of a subsequent pregnancy: An exploratory follow-up study. *J Psychosom Obstet Gynecol*, 27; 173-182.

278 Turton, P., Hughes, P., Evans, C.D. et al. (2001) Incidence, correlates and Predictors of post-traumatic-stress disorder in the pregnancy after still birth. *Bri J Psychiatry*, 178; 556-560.

279 上田基子，山下洋，吉田敬子ほか（1999）「産後うつ病研究（その 2）――地域保健所と精神科医との連携」第 40 回日本児童青年精神医学会総会抄録集，pp.152.

280 Valentine, D.P. (1990) Double jeopardy: Child maltreatment and mental retardation. *Child Adolesc Social Work J*, 7; 487-499.

281 Vaughn, B.E., Bradley, C.F., Joffe, L.S. et al. (1987) Maternal characteristics measured prenatally are predictive of ratings of temperamental "difficulty"on the Carey Infant Temperament Questionnaire. *Dev Psychol*, 23; 152-161.

282 渡辺久子（1989）「世界乳幼児精神医学会のあゆみ」小此木啓吾，渡辺久子編『別冊発達 9　乳幼児精神医学への招待』ミネルヴァ書房，pp.13-21.

283 渡辺久子（2000）『母子臨床と世代間伝達』金剛出版.

284 Webster-Stratton, C. (1985) Comparison of abusive and nonabusive families with conduct-disordered children. *Amer J Orthopsychiat*, 55; 59-69.

285 Welsh, R.S. (1976) Severe parental punishment and delinquency: A developmental theory. *J Clin child psychol*, 5; 17-21.

286 Wesch, D. Lutzker, J.R. (1991) A comprehensive 5-year evaluation of project 12-ways: An ecobehavioral program for treating and preventing child abuse and neglect. *J Fam Violence*, 6; 17-35.

287 Whiffen, V., Gotlib, L. (1989) Infant of postpartum depressed mothers: Temperament and cognitive status. *J Abnorm Psychol*, 98; 274-279.

288 Widom, C.S. (1989) The cycle of violence. *Science*, 244; 160-166.

289 Wisner, K.L., Zarin, D.A., Holmboe, E.S. (2000) Risk-benefit decision making for treatment of depression during pregnancy. *Am J Psychiatry*, 157; 1933-1940.

290 Wolfe, D.A. (1985) Child-abusive parents: An empirical review and analysis. *Psychological Bulletin*, 97; 462-482.

291 Wolfe, D.A., Fairbank, J.A., Kelly J.A. et al. (1983) Child abusive parents' physiological responses to stressful and non-stressful behavior in children. *Behavioral Assessment*, 5; 363-371.

292 Woolley, P.V., Evans, W.A. (1955) Significance of skeletal lesions in infants resembling those of traumatic origin. *JAMA*, 158; 539-543.

293 Yamashita, H., Yoshida, K., Nakano, H. et al. (2000) Postnatal depression in Japanese women: Detecting the early onset of postnatal depression by closely monitoring the postpartum mood. *J Affect Disord*, 58; 145-154.

294 Yasumi, K., Kageyama, J. (2009) Filicide and fatal abuse in Japan, 1994-2005:Temporal trends and regional distribution. *J Forensic Leg Med*, 16; 70-75.

295 Yoshida, K., Marks, M.N., Kibe, N. et al. (1997) Postnatal depression in Japanese women who have given birth in England. *J Forersic Leg Med*, 43; 69-77.

296 Yoshida, K., Smith, B., Craggs, M. (1998) Fluoxetine in breast milk and developmental outcome of breast-fed infants. *Br J Psychiatry*, 172; 175-178.

297 吉田敬子（2000）『母子と家族への援助——妊娠と出産の精神医学』金剛出版.

298 吉田敬子編（2006）『育児支援のチームアプローチ——周産期精神医学の理論と実践』金剛出版.

299 Young, D., Lawlor, A., Leone, P. et al (1999) Environmental enrichment inhibits spontaneous apoptosis, prevents seizures and is neuroprotective. *Nature Medicine*, 5; 448-453.

300 Zeanah, Jr. C.H., Zeanah, P.D. (2009) The scope of infant mental health. C.H. Zeanah, Jr. (ed.) *Handbook of Infant Mental health*. 3rd Edition, pp.5-21, Guilford press, New York.

301 ZERO TO THREE/National Center for Infants, Toddlers and Families (1997) *Diagnostic Classification:0-3, Diagnostic Classification of Mental Health and Developmental Disorders of Infancy and Early Childhood*.（本城秀次，奥野光訳（2000）『精神保健と発達障害の診断基準——0歳から3歳まで』ミネルヴァ書房）

302 ZERO TO THREE (2005) *Diagnostic Classification of Mental Health and Developmental Disorders of Infancy and Early Childhood: Revised Edition* (DC: 0-3R). ZERO TO THREE Press, Washington DC.

著者略歴

（ほんじょう・しゅうじ）

1949年京都市生まれ．1975年名古屋大学医学部卒業．名古屋大学医学部精神医学教室助手，名古屋大学教育学部助教授を経て，現在，名古屋大学発達心理精神科学教育研究センター児童精神医学分野教授．医学博士．日本児童青年精神医学会常務理事，日本乳幼児医学・心理学会理事長，愛知児童青年精神医学会理事長．著訳書に『今日の児童精神科治療』（金剛出版 1996）『子どもの発達と情緒の障害』（監修 岩崎学術出版社 2009）コフート『自己の治癒』『自己の修復』（いずれも監訳 みすず書房 1995）ほか多数．

本城秀次
乳幼児精神医学入門

2011年 8月26日 印刷
2011年 9月 6日 発行

発行所 株式会社 みすず書房
〒113-0033 東京都文京区本郷5丁目 32-21
電話 03-3814-0131(営業) 03-3815-9181(編集)
http://www.msz.co.jp

本文組版 キャップス
本文印刷・製本所 中央精版印刷
扉・表紙・カバー印刷所 栗田印刷

ISBN 978-4-622-07643-8
[にゅうようじせいしんいがくにゅうもん]